LOVE &
AROMATHERAPY

解愛芳療

用植物香氛 × 脈輪探心解惑
想愛、找愛、困在愛裡的疑難雜症

英國 IFA 國際芳療協會認證校長

鄭雅文 Vivian ———— 著

Contents

^{Chapter}
1 如何使用解愛芳療牌卡

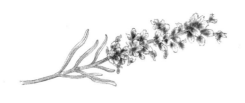

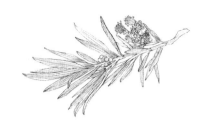

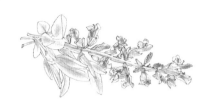

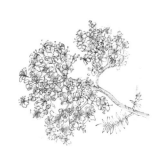

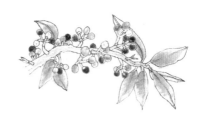

作者序

愛，本該簡單純粹，但總因真愛上了而有所牽絆，且不免失去判斷和主張。愛的範疇寬廣，就對象不同而產生愛情、親情、友情、手足之情等，人終其一生有許多關係，然而孰輕孰重就沒有一定論斷，端看何者得以敲擊觸動你的內心深處，通常不在意的就猶似鴻毛、而極看重的卻易在心底掀起波滔。雖說任何愛的困擾或傷害皆因愛的存在而衍生，但萬不能因為痛了而捨棄這與生俱來的美好感知；因為有愛、我們同時從中生成歡笑、感受被幸福與勇氣圍繞，也才能用心領略著生命的美好，因此可說愛的輕重全在於心念與認知，愛的實

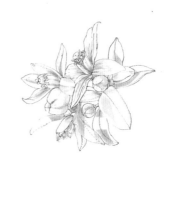

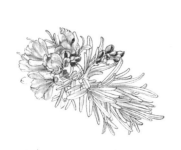

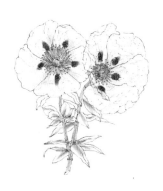

踐與成果卽關乎著如何應對與互動，唯有釐清自身需求、清澈柔軟以對，才得以在愛的路途上喜悅邁步向前。

「解愛芳療」將協助你透過牌卡的能量，去覺察解析情愛的迷障，經由不同牌陣所透露的植物特質及文字剖析，用以深入探究那情愛冰山下的眞實樣貌，結合阿育吠陀 Ayurveda 脈輪牌卡的自我檢測，找出混亂的主因，賦予你面對的勇氣與養分，伴隨你暖心自在擁愛前行。

鄭雅文 Vivian

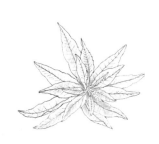

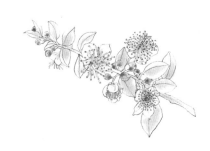

如何使用解愛芳療牌卡

面對愛的迷茫失望，植物香氛力量能為你說出心底最深刻的傷！透過解愛芳療牌卡，能細緻表白你在當下情感裡的「狀態、關係、需要」，不僅能更深刻地讀懂自己，更可進一步剖析對方的想法感受、以及你們之間難以跨越或待解決的癥結點。

「唯有解放自己，才能領略愛的眞諦。」

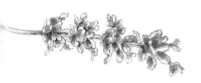

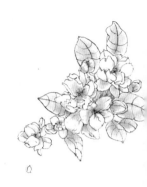

愛情，儘管撲朔迷離，卻讓人為之著迷

深陷愛情的迷局，總讓人亂了陣腳

或許因為主角是自己，因此讓人理不清頭緒

其實愛情就好像一抹光束佇立

想愛的人把這光束看成暖陽曙光

汲汲營營地想要邁入這殿堂

然而深埋其中的人卻視若救贖朝陽

雖不見得會邁步竄逃

但總不免哀悼愛情已然變調

然而，真是愛情變調還是心態變了

當相知排除相惜，愛情就難長相廝守

愛情的世界裡其實相當簡潔

唯有相知且相惜，才得以綿延攜手相守

愛情總有一定的歷程與步驟

從初期的怦然心動

愛情來得或許不需緣由

此時最是濃情蜜意只盼天長地久

當狂熱與悸動逐漸停歇

溫度銳減

會讓人在愛情的世界裡感到空虛或寂寞

愛與不愛逐漸被心態或需求掩蓋

總有人在關係裡背負委屈

有人批評謾罵，忘卻了當初為何相愛

更有人悲鳴哀悼早知就不要去愛

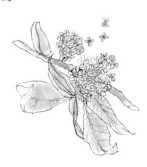

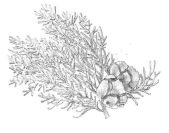

然而我會說

就算真愛難尋

也要勇敢熱切地愛

愛情就像塊磁鐵

總會讓相契合的兩個人

在某個場合相遇相知

就算偶有爭執

也會在真愛的暖度裡

相惜相愛

因此在這等真愛來臨之前

就好好關照自己

讓自己懂得生活

解放開拓

在最好的時間裡

用你的成熟去迎向他的溫柔

使用牌卡的方式

「解愛芳療卡」是你在愛情的路上最好的夥伴，無論你是正在愛裡醞釀、還是正為愛擔憂徬徨、又或有著些許煩擾迷茫…不需任何特別儀式，只要依你當下自身能量所需，即能抽牌與植物能量連結呼應，藉由牌卡上的文字自省探究，為愛情沿途的疑慮分憂解惑。除了牌卡文字，建議一併參考 Chapter2 的植物介紹，透過香氛能量傳遞，以利更進一步了解屬性應對。

———

使用方式

平日只要將牌卡擺放在乾燥潔淨的地方，使用牌卡前預先清潔雙手並擦乾，使用後將牌卡整理好並放回專用盒中。

抽牌之前

請不要「上下交替洗牌」或以「撲克牌式」在桌面交錯疊牌，抽牌前只需找個平滑乾淨的桌面，將植物插畫牌面朝下放置，雙掌採順時鐘轉滑於桌面繞圈洗牌，洗牌時同時緩和心神，在心裡說明問題或需求，再以單手抽出牌卡，依不同牌陣擺放。

❶ 單一牌陣 ─【365 天支持相伴】

愛，總在 365 天裡悠遊輪轉，每日抽一張牌卡，透過牌卡上文字的寓意，讓那單一香氣伴隨你，好好地感受每一天。

For Your Day

❷ 三角牌陣 ─【身心靈覺察】

日常生活瑣碎，生理心境難免難以和諧，透過身心靈三角牌陣，覺察內在所需。第一張代表的是外顯的表象，第二、三張分別代表心境情緒與內在靈性，可依照此三角牌陣探究身心實質所需。

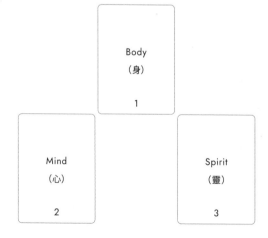

❸ 關係牌陣—【關係釐清與建議】

人際互動總因人而異，面對不同的對象就有著不同的關係鏈結，你可藉此探究釐清，再探看牌卡給予的建議。

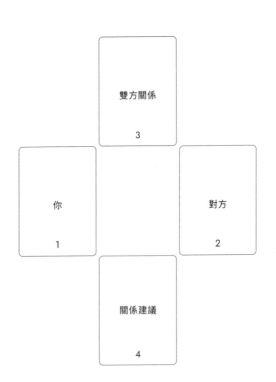

雙方關係

3

你

1

對方

2

關係建議

4

❹ 互動四方牌陣─【透析關係的盲點】

人伴隨著時間的淬鍊與經歷成長，看待自己有時與他人有著莫大差異，不同的認知將塑造不同的互動，透過四方牌陣，得以透析彼此關係的盲點。

你眼中的自己 1	他眼中的你 2
你眼中的他 3	他眼中的自己 4

❺ 脈輪療癒牌陣

此套「解愛芳療牌卡」的最大特色，除了帶領讀者善用48種植物馨香的自然力量，去妝點波濤洶湧或平靜無痕的日常，更加入「印加脈輪」療癒元素，協助每一位在愛裡痛過、傷過、迷惘無助過的你妳，勇敢佇立、幸福暖心去愛。

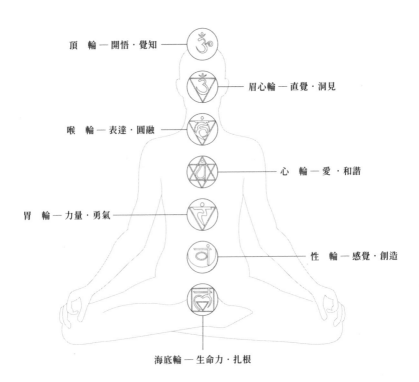

頂　輪 — 開悟・覺知

眉心輪 — 直覺・洞見

喉　輪 — 表達・圓融

心　輪 — 愛・和諧

胃　輪 — 力量・勇氣

性　輪 — 感覺・創造

海底輪 — 生命力・扎根

脈輪在古印度梵文中稱之為 Chakra，展現了人體的七個能量中心，以齒輪轉動的形式由下至上傳導活絡，開拓維繫著人體的能量氣場，每個脈輪各司其職且相互牽動，倘若其中一個脈輪錯亂，其對應能量將為之喪失，甚至干擾導致上下脈輪失衡，進而影響人體能量和諧。

Muladhara
海底輪—生命力・扎根

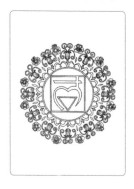

脈輪意義
根部進入大地、能量往下延伸到雙腳。

能量療癒
提振生理機制、穩固生活本質，點燃生命熱誠與希望。

對應系統
生殖系統、循環系統。

失調表微
看不見當下、對匱乏極度恐懼、易自我批判。

Sacral Chakra
性輪— 感覺 · 創造

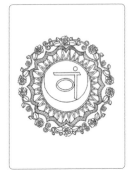

脈輪意義
蘊含原始享受歡愉的本能。呈現對親密關係的渴望。

能量療癒
享受親密、活躍創造力、凝聚情感與自我療癒力量。

對應系統
骨骼系統、肌肉系統、生殖系統。

失調表微
對性與愛混淆（過多或匱乏），壓力、恐懼、爭鬥、防禦。

Navel Chakra
胃輪— 力量 · 勇氣

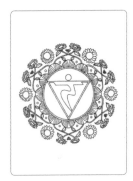

脈輪意義
人體能量中樞，蘊含精神智慧與力量。

能量療癒
掌控付諸行動與危機處理的能力，增進意志力與勇氣。

對應系統
消化系統。

失調表微
人體能量失衡，自我膨脹、缺乏自信、無價值感、無力感。

Heart Chakra
心輪— 愛・和諧

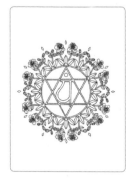

脈輪意義
蘊含情感力量，熱愛散播與分享。

能量療癒
掌管愛的療癒，喚醒和諧意識的潛在力量。

對應系統
心血管系統、免疫系統。

失調表微
不容享樂、無法與人建立親密關係、人際關係易受挫。

Throat Chakra
喉輪— 表達・圓融

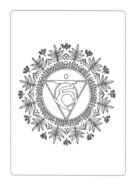

脈輪意義
心靈力量中樞，情緒的溝通與表達。

能量療癒
面對自我，勇於說出真實感受。

對應系統
呼吸系統、甲狀腺。

失調表微
邊緣性格、聒噪、自閉、害怕表達、分不清幻想與現實。

Brow Chakra
眉心輪— 直覺・洞見

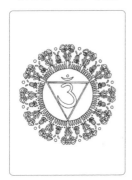

脈輪意義
理性與感性、智慧與真理的整合能力。

能量療癒
穿透、洞見覺醒的能量。

對應系統
內分泌系統、腦下垂體。

失調表微
執著、控制慾望、壓力相關病症、
身心官能症。

Crown
頂輪— 開悟・覺知

脈輪意義
身心靈氣匯集所在。

能量療癒
靈性智慧，了悟覺知的力量。

對應系統
神經系統、松果體。

失調表微
渾渾噩噩，沒有重心、容易疲勞、
對外在環境高度敏感。

脈輪牌卡搭配芳療牌卡的解愛使用

愛情的盲點常在於自設囚牢，加上身在其中，故看待事物不免難以全盤開闊。愛情存在的樣式與強度往往因對象的不同而有所展現，但在你的愛情旅途中，倘若有些相遇、互動或結果是周而復始一再發生，那麼就該考慮是否某些信念已經不自覺地扎根？影響了判斷，也錯失了自覺？

此時你可以結合雙套牌卡能量對應，以「脈輪牌卡」探究心念混亂的源頭，探查身心失衡現況，再搭配「解愛芳療牌卡」，透過牌面上的植物生態特性與解愛文字剖析，用以釐清生命的本質與需求，在人生情愛的道路上，得以圓融自在、醞釀有愛且暖心伴隨的未來。

雙牌卡結合使用方式

將7張脈輪牌卡及48張解愛芳療牌卡分開擺放於桌面兩側，以順時鐘在桌面上洗牌，同時在心中靜心默念詢問：「請給我一張我需要去覺察的脈輪牌卡」，待抽出一張脈輪卡後，再從48張解愛芳療牌卡中抽出一張給予的相對訊息指引的牌卡，抽出的脈輪牌卡代表較為失衡的脈輪，抽出的對應牌卡代表的是對於愛情的現況需求，而後得以再抽出1至2張建議牌卡，就牌卡上的文字去釐清，讓愛情的迷障得以解套。

CASE

1

實際案例解牌

28歲的V是正爲情所困的銀行行員，她有一個從大學時代至今交往了6年的男朋友，旁人爲情憂煩或許是爲了情遠逝或情非所愛，然而V的男友貼心至極，他倆的相處已不僅是愛人或親人，長久以來總是無話不談、相攜相伴著。

然而，近月頻頻催婚的男友卻讓她十足頭疼，V確信男友絕對是自己的Mr. right，但談到婚姻、不知來由的恐懼，讓她著時無奈，爲此她在脈輪洗牌時提出需求「請給我恐懼婚姻的對應脈輪與解愛牌卡吧」，她抽得的牌陣如下：

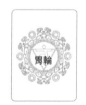
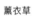

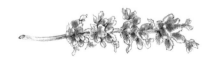

胃輪是人體能量中樞，蘊含精神智慧與力量，但如若失衡將影響人體能量，在某些議題上缺乏自信，被焦慮、無力感衝擊著。另抽得的解愛牌卡是「純正薰衣草」，純正薰衣草代表的是平衡穩定的愛，對應的訊息是「對愛堅持，是生命唯一的信仰」，牌卡呼應著她可以勇敢去愛，在她與男友的兩人世界，彼此必定得以長相左右，然而些許的焦慮殘留，她想要再多些訊息能量，好讓自己更加清楚明瞭，於是她又再補牌抽了2張與胃輪失衡的建議牌卡，牌陣顯示如下：

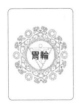

| 胃輪 | 薰衣草 | 銀冷杉 | 甜茴香 |

建議牌卡「銀冷杉」代表自在遼闊的愛，讓心隨之翱翔；甜茴香則是溫潤散播的愛，建議溫潤撫慰，勇敢寬心去面對；至此V才真正卸下心底焦慮，放下那不確定能給男友一個完美家庭的擔憂。

CASE

2

實際案例解牌

35歲的M有著人人稱羨的婚姻以及就讀於幼兒園的一雙兒女。從小她就嚮往童話般的愛情,28歲時,她的王子終於出現在她生命裡。婚後不久,她欣喜發現有孕而辭職在家,然而繁瑣家務與兩個孩子接連到來,加上先生每天早出晚歸,讓她的童話世界逐漸粉碎…。愛情對她而言,早已是聽不到摸不著的過往雲煙。故她想藉由解愛芳療牌卡,確認當初的公主與王子是否仍在愛情的道路上齊心向前,因此我建議她採用互動四方牌陣、以透析彼此關係的盲點,抽到的牌卡如下:

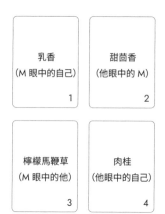

乳香 (M 眼中的自己) 1	甜茴香 (他眼中的 M) 2
檸檬馬鞭草 (M 眼中的他) 3	肉桂 (他眼中的自己) 4

第一張乳香是M眼中的自己，乳香代表專注護持、猶如她竭盡心力照顧家庭，但又感到孤獨與束縛；第二張甜茴香，表示先生眼中的她溫潤依舊，但過於忙碌家務；第三張檸檬馬鞭草是M眼中的先生，清澈暢快、愜意且自在。第四張是先生自認的自己，抽到是極溫暖的肉桂，不需山盟海誓、儘管愛得熱烈真切，這意味著先生仍深藏愛意、只是疏於表達或認為M理當知曉。而後M又再抽了張脈輪牌卡，以了解身心較為失衡的能量。她抽到頂輪牌，代表開悟與覺知，聚集了靈性智慧的能量，但若失衡，就易陷入情緒泥沼和產生身心壓力。解牌至此，W才發現自己因先生不再柔軟說愛，而賭氣增加家務量只為了奠定自己在家中的地位。看了牌卡上的建議，她突然釐清了些現狀，決定好好審視、探看自身需求，只為尋回情愛路上最純粹的真我。

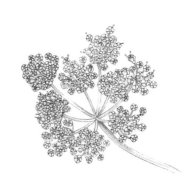

CASE

3

實際案例解牌

在某一次芳療牌卡的聚會，S主動提及想探尋愛情何時能夠到來，現場以三角牌陣帶她探求對於愛情的身心靈覺察，她抽到的牌樣如下：

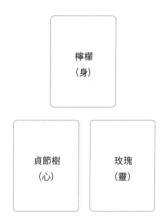

看了牌陣，同學們紛紛自告奮勇為她解牌，但她卻說牌意清晰，故自顧自地訴說了起來。檸檬是她對於情愛的外顯表徵「專注清晰、心無罣礙」，讓旁人覺得她對愛情無欲無求，怪不得每當她提及請大家幫忙介紹好男人時，朋友們總當她是句玩笑話而不予理會；而表示內心的貞節樹則說明了她是個注重瞬間感覺的人，就似非一見鍾情莫屬；代表靈性需求的

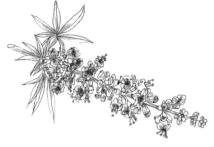

玫瑰則訴說了 S 對於愛情的奢求，在愛的世界裡雖然期盼著能被呵護與關愛，但重要的是該珍重自我，才得以讓荒土盛開綻放。

人的成長不僅只增添了歷練涵養，同時也為了環境或情感所需而琢磨掩飾成表裡不一的人，外在呈現無論剛毅或軟弱、自信或卑微，有時是不得而為之，但有時自身卻不自知，尤其當自身情緒思維隨著事件、空間擾亂心神，心緒被擴大翻騰，將影響外展的表現，甚至抑制內在深沉的意念，久而久之就難以釐清真實所需，以致身心靈難以和諧。

三角牌陣即是用以釐清自身情緒的樣貌，去了解他人眼中的自己是否符合自身想要的呈現，同步覺察並看清冰山底下的意識信念，使得以面對情緒，並調整對外的展現。

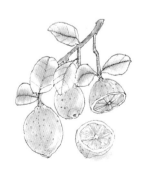

療癒愛情的
48種植物

※ 使用注意
此章節每種植物都有「療心配方」，
建議總滴數為4滴，可依個人需求
或喜好依配方調整比例。

Healing love with plants

那些你說不出口、被困住已久、痛苦不已的
愛情難題，植物香氛能為你傾訴內心對愛情
最深的感受與需要…透過專屬調香配方使
用，一步步引你從愛的黑暗中走向光明！

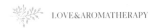

plant

Sweet Orange

甜橙

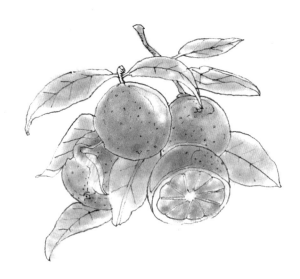

和諧純粹的愛

在愛情的世界裡
愛的純粹
是簡單　卻不容易達成的奢求

萃取部位：果皮

脈輪能量：太陽輪

香氣的能量傳遞

溫暖的陽光柔和地灑在身上，光影猶如波浪拍打溫潤著，回溯那孩提最純淨且輕鬆愉悅的時光，自在享受獨處的怡然與舒暢。

香氣的調配夥伴

橙花、檀香、肉桂、乳香、桔、薰衣草、丁香、檸檬

安全規範

微量光敏，儘管溫和但仍對於過敏性膚質亦可能導致刺激或敏感反應。

甜橙的日常解方

1 將甜橙果皮放置紗袋中，吊掛在空調出風口或通風處，即可塑造樸實甜美場域氣息。

2 將清洗乾淨的有機甜橙連皮切片，放入蘋果汁內悶煮 5 分鐘，即可品嚐暖心釋壓的甜橙蘋果汁，十分適合用來撫慰心神不寧，緩解不安的心緒。

3 以甜橙精油擴香是開拓空間和諧明亮的最好方式，一般居家房間大小使用 3 至 4 滴，客廳區域約莫 5 至 7 滴。建議使用非加熱式擴香器，較能保有自然甜橙的香氣。

formula

療心配方

甜橙＋葡萄柚＋香草

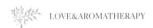

plant

Grapefruit

葡萄柚

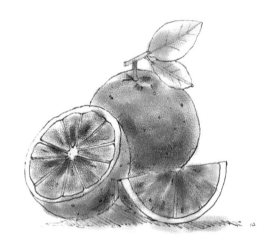

跳躍喜悅的愛

愛情得靠一股衝勁
才能貫徹始終如一

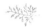

萃取部位：果皮

脈輪能量：太陽輪

香氣的能量傳遞

結實纍纍的富足瀲漾著身心，激勵起沉滯已久的心靈，邁開步伐、感受奔馳的暢快且活絡那緊窒的心房，洋溢在幸福的暖陽下。

香氣的調配夥伴

薰衣草、花梨木、天竺葵、玫瑰草、迷迭香、檀香、依蘭

安全規範

皮膚塗抹或吸收後6至8小時避免曝曬日光。

葡萄柚的日常解方

1　將葡萄柚對半切開，在果肉上鋪一層砂糖後放置攝氏170度中火的烤箱烤20分鐘待砂糖融化為焦糖後取出，夏天放置幾片薄荷葉、冬天撒上些許肉桂粉即可享用。焦糖葡萄柚十分適合在酷暑或寒冷時節，用以提振身心喜悅且有助消化運作。

2　滴數滴葡萄柚精油在有香氣的原木上（例如：檀香、檜木、肖楠、香杉），擺放在夏季的書桌或窗台旁，即可舒緩盛夏的躁動，安撫提振身心。

3　葡萄柚的愉悅感總能讓人心神蕩漾，將6滴葡萄柚精油均勻調和於3毫升伏特加中，再混入12克市售天然蘆薈膠，攪拌完全即完成一年四季都可使用的葡萄柚凝膠！在盛夏烈陽下，塗抹於身體可驅趕夏季煩躁；冬季缺乏光照時，則可用以帶來溫暖炙陽。

formula
療心配方
葡萄柚 ＋山雞椒＋迷迭香

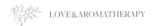
plant

Lavender, True

純正薰衣草

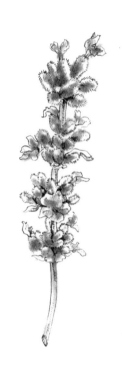

平衡穩定的愛

平衡穩定
是對愛獨斷的依賴

萃取部位：花穗

脈輪能量：眉心輪、太陽輪

香氣的能量傳遞

獨特的花草複合氣息，在香氣時空的長廊裡無所不在，用以薰蒸或製成花草茶飲，讓療心的馨香四溢，散播著專注與恆定的堅持。

香氣的調配夥伴

佛手柑、快樂鼠尾草、廣藿香、松、迷迭香、檀香、百里香

安全規範

1 懷孕14週前忌用。
2 有血壓或甲狀腺病症者勿長期大量使用。

純正薰衣草的日常解方

1 將乾燥薰衣草花穗放置在棉布袋中，放置在外出的提袋或居家衣鞋櫃內，甚至可塞在早晨起床折疊的被褥中，待夜晚就寢時，即可體驗被香氣擁抱的沉靜好眠。

2 將8滴薰衣草精油滴入吸嗅棒中的潔淨棉芯上，可隨身攜帶，在需要時嗅吸使用，得以緩解身心壓力所帶來的偏頭痛或神經性緊繃，亦可於夜晚睡前吸嗅，有助於調解自律神經並改善睡眠品質。

formula

療心配方

薰衣草＋銀冷杉＋甜茴香

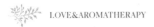
plant

Vanilla

香草

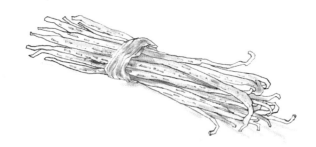

甜蜜依戀的愛

甜蜜的依戀
是恆久深刻的感動

萃取部位：豆莢

脈輪能量：眉心輪

香氣的能量傳遞

奶油般的溫潤氣息，挑動著味蕾亦激勵著嗅覺的敏銳，用以覺察心跳的脈絡且感受愛的波動，更催化了舒適放鬆的情境感受。

香氣的調配夥伴

佛手柑、橙花、甜橙、葡萄柚、檸檬、柑橘、岩蘭草

安全規範

1 孕期忌用。
2 避免過量使用。

香草的日常解方

1 將乾燥香草豆莢橫剖後置入植物油 (50% 甜杏仁＋50% 荷荷芭)中浸泡，密封放置約 4 週後即可塗抹使用，可用來滋潤保養肌膚或用在嘴唇處，甜甜的氣息透過鼻腔得以提振身心、感受幸福溫潤。

2 香草籽可當作飲食的甜味調劑，例如冬天飲用熱牛奶時可以放入些許香草籽，夾帶香草氣味的熱牛奶，將是安眠鎮靜的最好良方。

3 取香草酊劑 1:3 稀釋於純水中，夜晚刷牙後取 10 毫升漱口將有助於蛀牙防治 (亦可將 6 滴非溶劑萃取法的香草精油調和於 15毫升伏特加中，再稀釋調和於 45 毫升純水中，分 6 次使用)。

formula
療心配方
香草＋橙花＋天竺葵

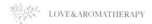
plant

litsea

山雞椒

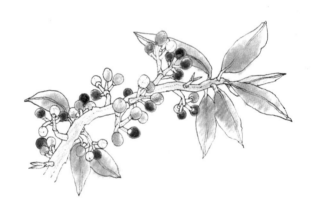

奔馳璀璨的愛

激活的動力
來自於遼闊奔馳的暢快

萃取部位：種子

脈輪能量：太陽輪

香氣的能量傳遞

空氣中流動的檸檬馨香，夾帶著種子類獨特的活躍氣息，蘊藏著生生不息的明媚生機，激活了生命璀璨的動力。

香氣的調配夥伴

馬鬱蘭、薰衣草、迷迭香、尤佳利、黑胡椒、芫荽、羅文莎葉

安全規範

適量使用，過多恐導致皮膚刺激不適。

山雞椒的日常解方

1 將搗碎的山雞椒種子伴隨薑片沖泡飲用，可舒緩一般或宿醉型頭痛，更有助胃腸消化。

2 將山雞椒種子輕敲拍碎，可同時放入肉類湯品或海鮮烹調（例如：排骨湯或魚類清蒸），不僅可以去除腥味更能增添食慾。

3 將山雞椒精油調和於植物油或無香乳液中，塗抹肌膚得以驅逐身心疲憊並鬆弛肌肉緊繃（建議以5毫升的基質調和1至2滴使用）。

formula

療心配方

山雞椒＋甜橙＋小豆蔻

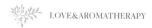

plant

Lemon Verbena

檸檬馬鞭草

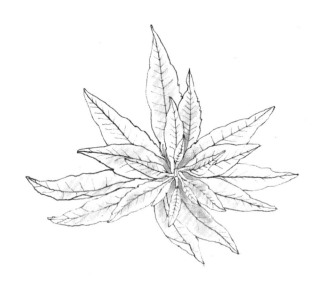

回歸真我的愛

清新歡快
撥撩著真我的愜意與自在

萃取部位：葉片

脈輪能量：太陽輪

香氣的能量傳遞

風行幾世紀的檸檬草葉香氣，透露著清新迷人的氣息，猶如夏季林間輕風搖曳，散佈著絲縷輕鬆愉悅生息，提高覺察的洞悉。

香氣的調配夥伴

薰衣草、花梨木、杜松、茶樹、依蘭、馬鬱蘭、尤加利、綠薄荷

安全規範

極具光敏特性，宜低劑量使用並注意刺激致敏特性。

檸檬馬鞭草的日常解方

1 將乾燥檸檬馬鞭草葉沖泡熱水飲用，有助於消弭身心壓力且驅風助消化。

2 檸檬馬鞭草調和油（5毫升植物油＋2滴）得以有助緩解肌肉痙攣或順時鐘按摩於消化不良的腹腔。

3 取檸檬馬鞭草精油1滴調和單次使用的沐浴乳中沐浴洗滌，即可迅速放鬆情緒壓力。

formula

療心配方

檸檬馬鞭草＋杜松＋香桃木

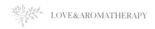

plant

Bergamot

佛手柑

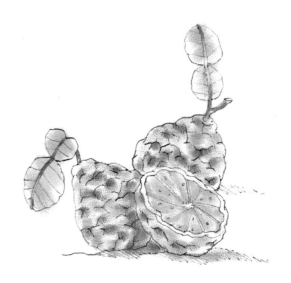

勇敢面對的愛

愛的勇氣
是全然的信任與放手

萃取部位：果皮

脈輪能量：頂輪

香氣的能量傳遞

艷陽下的清新療癒氣息，鬆動了囚禁自我的框架，直至朝氣蓬勃陰霾漸散，始得迎向身心愜意的舒活時光。

香氣的調配夥伴

甜橙、花梨木、橙花、薰衣草、香桃木、依蘭、岩蘭草、檀香

安全規範

具嚴重光敏反應，故精油調配宜控制在 1.5% 以下，且皮膚使用後 8 小時應避免曝曬於日光下。

佛手柑的日常解方

1 將 8 滴佛手柑精油滴入吸嗅棒中的潔淨棉芯上，佛手柑吸嗅棒得以隨身攜帶，尤其在事務繁雜心力交瘁之際，得用以緩解情緒沮喪焦慮。

2 亦可將佛手柑精油滴 1 至 2 滴於夏季用的扇面上，揮動扇面即可驅逐煩躁的夏日豔陽。

3 取佛手柑精油 2 至 3 滴調和於 3 毫升的植物油中，倒入浴缸即可全身浸泡，吸嗅著佛手柑的熱氣馨香，用以舒緩緊張與焦慮。

formula

療心配方

佛手柑＋茉莉＋花梨木

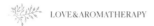
plant

lemon

檸檬

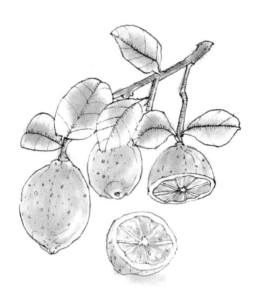

專注清晰的愛

專注清晰
心無罣礙

萃取部位：果皮
脈輪能量：頂輪

香氣的能量傳遞

清新果香帶著淡淡的酸楚、蘊含清晰提振的氣息，引領著信念誠摯的勇氣，披荊斬棘、穩健踏出希望與夢想的步履。

香氣的調配夥伴

其他柑橘類、雪松、薰衣草、花梨木、玫瑰草、迷迭香

安全規範

1 注意其光敏反應，對於過敏性膚質極易導致刺激或敏感反應。
2 必須注意其濃度稀釋，低劑量使用；按摩時建議濃度不超過1%，泡澡時僅需1至2滴並與基質充分乳化。

檸檬的日常解方

1 將刮除內層白膜的檸檬皮放置於75%的酒精裡，浸泡1週即可取得帶有檸檬氣息的酒精，用以消毒潔淨更增添清新氣息。

2 可將1滴檸檬精油滴在盛裝熱水的杯中或碗中，以雙手覆蓋杯沿碗沿，並以口鼻湊近吸嗅，以瞬間提振疲憊無力的午後，能提神醒腦且活絡思緒。

3 將檸檬精油1滴混合洗髮精洗滌，得以強化髮質、柔順髮絲，增加頭髮光澤。

formula

療心配方

檸檬＋丁香＋迷迭香

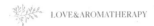
plant

Tea Tree

茶樹

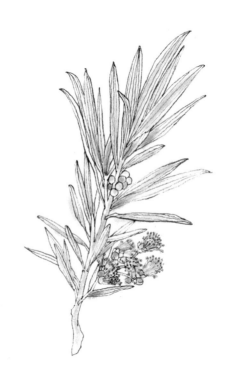

簡潔專一的愛

簡潔專一
是不容抹滅的獨白

萃取部位：枝葉

脈輪能量：喉輪

香氣的能量傳遞

清晰獨特、氣味濃烈，簇擁著保衛的獨我專一，提振了環境的襲擊免疫，更淨化開拓了空間獨有的氣息。

香氣的調配夥伴

薰衣草、佛手柑、歐薄荷、綠花白千層、丁香、尤加利、香桃木

安全規範

無（但仍需避免長期使用，容易導致水油缺乏）。

茶樹的日常解方

1 茶樹精油是極佳的居家清潔照護處方，可分別在衣物洗滌或清潔擦拭時，於水中滴入 2 至 3 滴茶樹精油，達到殺菌、淨化清香作用。

2 將 2 滴茶樹精油以 10 毫升伏特加調和稀釋，倒入泡腳盆中浸泡得以提升免疫，對於香港腳亦有顯著的輔助特性。

3 以極細小棉棒取少量茶樹精油，可直接擦拭在面皰處，唯需注意塗抹面積需以患處為限，切勿碰觸健康部位，否則其去水去油特性，將導致健康肌膚乾燥、脫皮，甚至引發過敏哦！

formula
療心配方
茶樹＋甜馬鬱蘭＋佛手柑

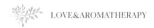
plant

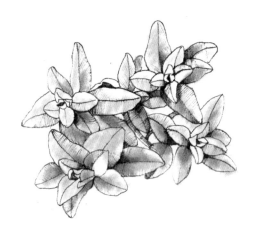

Marjoram, sweet

甜馬鬱蘭

維繫幸福的愛

串起一點一滴的幸福
留下你眼眸中有我的身影

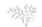

萃取部位：葉子

脈輪能量：喉輪

香氣的能量傳遞

雅緻清新又夾帶溫暖的甜美氣息，擅長營造幸福和諧的專屬領域，給予身心絕妙的緩壓釋放動力，用以開拓維繫那專屬的幸福相繫。

香氣的調配夥伴

佛手柑、羅馬洋甘菊、花梨木、茶樹、欖香脂、薰衣草、乳香

安全規範

孕婦、低血壓者宜小心使用。

甜馬鬱蘭的日常解方

1 甜馬鬱蘭是希臘傳說中的幸福象徵，歐洲民間傳說若將甜馬鬱蘭放置在枕頭底下，夜晚即會夢到未來丈夫的模樣，妳可以試試呀！

2 針對局部關節疼痛得以將2滴甜馬鬱蘭滴入溫熱水中，再以毛巾沾取七分乾進行局部熱敷，即可協助活絡血循，止痛、消腫、抗痙攣。

3 將2滴甜馬鬱蘭調和5毫升植物油，以棉花沾取極少量，可於夜晚睡眠時輕放置於耳道，可有助鎮定安撫，溫暖放鬆舒適安眠。

formula

療心配方

甜馬鬱蘭＋快樂鼠尾草＋乳香

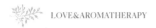

plant

Palmarosa

玫瑰草

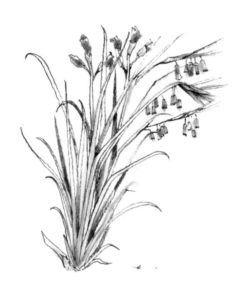

傾心相伴的愛

傾心相伴

是最簡潔誠摯的告白

萃取部位：草葉

脈輪能量：性輪

香氣的能量傳遞

蘊含玫瑰香甜及提振愉悅的草葉氣息，溫柔甜美卻極其強大，抗菌防護又不顯張揚，傾心相伴誠摯對待。

香氣的調配夥伴

天竺葵、檀香、茉莉、廣藿香、檸檬、薰衣草、甜橙、薄荷

安全規範

敏感肌膚可稍降低劑量。

玫瑰草的日常解方

1 在情緒躁動之際，可以使用2%玫瑰草調和油（5毫升植物油+2滴玫瑰草）按摩於頸肩及耳後，得以撫平驚嚇煩躁的情緒，並緩解內分泌失衡而引起的熱潮紅現象。

2 可將2滴玫瑰草調和5毫升植物油或等量無香乳液中，塗抹於肌膚可達到抗菌、止癢、修護、保濕滋潤之成效。

3 以玫瑰草進行室內擴香，不僅讓空間香氣更為優雅，還能放鬆紓壓並有助於空氣淨化。

formula

療心配方

玫瑰草＋甜橙＋廣藿香

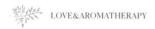
plant

Neroli

橙花

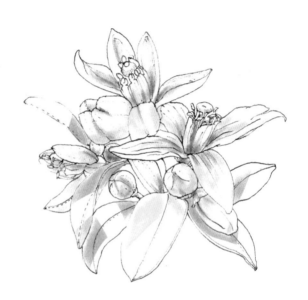

溫柔呵護的愛

全然呵護的關懷
是對愛最熱切的表白

萃取部位：花朵
脈輪能量：心輪

香氣的能量傳遞

純真浪漫的維多利亞香氣，引領情感呵護與療癒本質的幻化，溫柔優雅、主宰著生命燦爛的永恆。

香氣的調配夥伴

桔、乳香、玫瑰、苦橙葉、天竺葵、快樂鼠尾草、花梨木

安全規範

極其溫和安全，孕期亦可使用。

橙花的日常解方

1 將新鮮橙花稍加擦拭，浸泡入80%伏特加中，放置2週後即可將浸泡液體瀝出，與純水對半稀釋再放置於噴瓶，就成了室內舒適的家居噴劑囉！

2 調製2%橙花精油乳液（橙花精油2滴＋5克無香乳液），用以塗抹前胸及頸肩，得以緩解憂鬱、減輕情緒引起各種徵狀。

3 調製0.5至1％橙花乳液（橙花精油0.5至1滴＋5克無香乳液），可塗抹於臉部作為基礎保養，可增進皮膚彈性、達到細胞修護（抗老），美白之成效。

formula
療心配方
橙花＋桔＋乳香

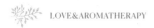
plant

Rose Damask

玫瑰

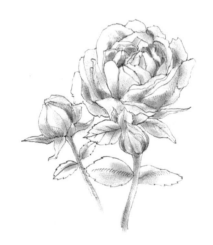

珍重綻放的愛

珍重自我
讓荒土盛開綻放

萃取部位：花朵
脈輪能量：心輪

香氣的能量傳遞

花香氣息高雅迷人，透露著無人能及的馥郁芬芳，讓愛意簇擁綻放，感受內在最暖心的寧靜時光。

香氣的調配夥伴

檀香、甜橙、橙花、生薑、花梨木、肉桂、甜馬鬱蘭、安息香

安全規範

1 懷孕初期忌用，中後期仍需依據產婦體質判斷。
2 少數個案會產生皮膚過敏現象。

玫瑰的日常解方

1 可將新鮮有機玫瑰花瓣以威士忌擦拭乾淨後，浸泡於威士忌中2週，即可成為玫瑰威士忌浸泡酒，可於睡前飲用一小杯，用以緩解手腳冰冷，放鬆身心有助安眠。

2 取乾燥玫瑰花10朵加2顆無核黑蜜棗，以熱水浸泡放置保溫杯中，15分鐘後飲用，可幫助腸道淨化，有助宿便代謝。

3 將2滴玫瑰精油調和於5毫升植物油或等量無香乳液中，分次塗抹於下腹部及後腰薦骨處，用以滋養調順女性機能、緩解週期性疼痛。

formula
療心配方
玫瑰＋檀香＋甜橙

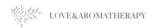
plant

Jasmine

茉莉

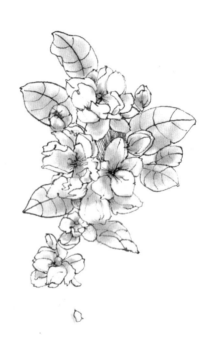

柔軟自信的愛

愛的本質
因柔軟而更顯強大

萃取部位：花朵

脈輪能量：喉輪

香氣的能量傳遞

濃郁的魅惑氣味，喚醒慾望的信念且激活了生存價值的表現，兼具柔軟與自信的起心動念，營造成為眾人目光的焦點。

香氣的調配夥伴

生薑、佛手柑、乳香、天竺葵、甜橙、玫瑰、花梨木、檀香

安全規範

1 懷孕初期忌用。
2 低濃度使用，否則其濃郁氣息不僅掩蓋他種品項，且易導致噁心感受。

茉莉的日常解方

1 將茉莉酊劑（新鮮茉莉浸泡於80%伏特加）與純水對半稀釋，放置於噴瓶中當成日常用的身體香水或是居家用噴灑香氣。

2 稀釋1%的茉莉調和油（茉莉精油1滴＋5毫升植物油）是英國助產士用來陪伴產婦生產的氣味，透過後腰背輕滑按摩來緩解產程疲憊。

3 將1滴茉莉精油調和2毫升植物油，倒入15克化妝品級瀉鹽，攪拌均勻即可享受一場舒服的泡澡饗宴，茉莉不僅是居家保養聖品，更是極佳的抗憂鬱劑，其氣味分子得以安撫中樞神經，針對神經及壓力相關皆有良好舒理成效。

formula

療心配方

茉莉＋生薑 ＋檀香

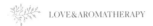

plant

Osmantuthus

桂花

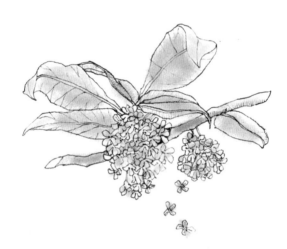

平衡適度的愛

愛的熱烈
遠不及愛的適度

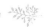

萃取部位：花朵

脈輪能量：頂輪

香氣的能量傳遞

桂花氣味甜膩濃郁，伴隨著絕美醉人的香氣，營造了女性獨我的柔媚生機，醞釀那母系專注的溫潤擷取。

香氣的調配夥伴

月桂、廣藿香、藍艾菊、松紅梅、薰衣草、雪松、乳香、岩玫瑰

安全規範

無。(但氣味甜膩，仍需適度使用)

桂花的日常解方

1 將新鮮桂花花瓣放置於紗袋中，吊掛於冷氣出風口或通風處，就可享受滿室桂花馨香。

2 將有機乾燥桂花放置於有孔麻袋或紗袋中，輕揉拍彈去除雜質，再浸泡於蜂蜜中2週，就可成爲甜蜜暖心的桂花釀囉！桂花釀可以溫涼水沖泡飲用或塗抹於餅乾麵包食用。

3 將1滴桂花精油調和於5毫升植物油中，放置於滾珠瓶中隨身攜帶，可於沮喪疲憊時塗抹於手心，雙手摩擦搓熱後分別放置於前胸及後頸處，反覆搓熱覆蓋直至情緒舒緩，最後再搓熱雙掌覆蓋口鼻緩緩吸嗅，用以轉換提振心緒。

formula

療心配方

桂花＋月桂＋廣藿香

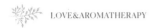

plant

Sandalwood

檀香

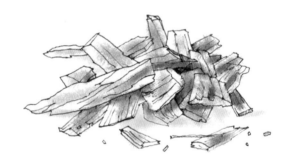

沉著穩健的愛

雖無聲息
愛卻真實存在

萃取部位：碎木芯
脈輪能量：頂輪

香氣的能量傳遞

絕佳鎮定的香氣賦予，收攏迷亂渙散的焦躁心緒，奠定了存在的基本含意，沉穩攜手踏上那沉著穩健的步履。

香氣的調配夥伴

桔、玫瑰草、葡萄柚、玫瑰、花梨木、岩蘭草、黑胡椒、乳香

安全規範

無。

檀香的日常解方

1 將檀香木芯放置在臥室床邊，讓檀香的香氣伴隨安穩入眠。

2 取2%的檀香調和油塗抹按摩前胸及後頸處，按摩時同步吸嗅檀香氣息得以驅逐塵世紛擾、撫平負面情緒、重塑身心。

3 倘欲外出旅行或遭逢讓你不舒服的人事物，你可以直接以手掌心沾取極少量的檀香精油（少於0.5滴）於手心搓勻後，從頭部向下滑過（頭部滑至雙手手心、雙側頸部向下順滑至雙腳足底），此舉有如設下保護結界，可確保身心平安。

formula
療心配方
檀香＋沒藥＋黑胡椒

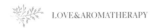

plant

Fir, Silver

銀冷杉

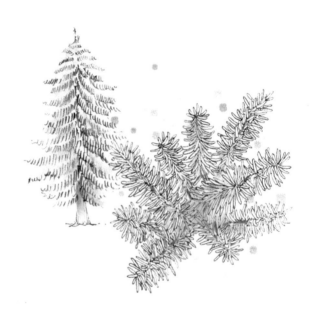

自在遼闊的愛

自在遼闊
讓心隨之翱翔

萃取部位：針葉

脈輪能量：眉心輪

香氣的能量傳遞

遼闊甜美的針葉氣息，源源不絕地激勵著鼻腔，釋放舊守緊瑟的胸膛，且拓展了呼吸的侷限與舒暢。

香氣的調配夥伴

薰衣草、茶樹、甜橙、雪松、香桃木、甜馬鬱蘭、黑雲杉

安全規範

需注意其濃度稀釋，維持低劑量使用。

銀冷杉的日常解方

1 取乾燥銀冷杉之針葉，放置陶盤上點火焚燒，用以淨化室內空氣且調整空間情境氛圍。

2 可在受風寒之際，以2滴銀冷杉精油調和5毫升伏特加，倒入盛裝溫熱水的泡腳盆中，雙腳浸泡約15分鐘，可驅除寒邪活絡免疫。

3 取銀冷杉精油1滴調和單次使用的洗髮乳中，稍加按摩頭皮洗滌即可有效平衡頭皮皮脂分泌，恢復頭皮健康。

formula

療心配方

銀冷杉＋薰衣草＋茶樹

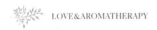

plant

Black Spruce

黑雲杉

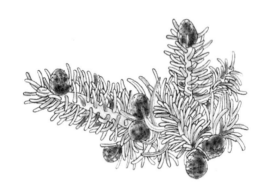

登高駐足的愛

登高駐足
釐清愛的本質與寄託

萃取部位：針葉、細枝

脈輪能量：頂輪

香氣的能量傳遞

大地強勁的復甦力量，振奮了疲憊迷茫的沮喪日常，登高駐足以期抽離那紛紛擾擾的互動憂傷。

香氣的調配夥伴

雪松、羅勒、羅馬洋甘菊、甜橙、橙花、花梨木、檀香、乳香

安全規範

無。

黑雲杉的日常解方

1 將8滴黑雲杉精油滴入吸嗅棒中的潔淨棉芯上，黑雲杉吸嗅棒得以作為日常職場陪伴香氣，除了提振人體呼吸道免疫，又可滋補日間神經耗損，緩解身心緊繃壓力。

2 可將1滴黑雲杉精油滴入半杯溫熱水馬克杯中，以雙手掌覆蓋杯口，再以口鼻吸嗅，用以舒緩一般感冒不適現象。

3 將1滴黑雲杉精油調和5毫升植物油，於沐浴後塗抹於後背脊椎處，以調節神經中樞、舒緩身心過敏症狀（塗抹3天需休息3天）。

formula
療心配方
黑雲杉＋雪松＋乳香

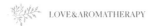
plant

Cypress

絲柏

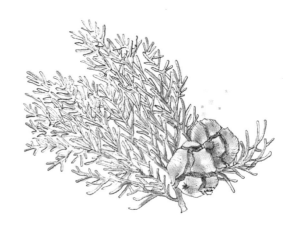

疏通流動的愛

順流而行
使得疏通活絡生機

萃取部位：枝葉
脈輪能量：喉輪

香氣的能量傳遞

收斂淨化那恆久長遠的緊窒，疏通那塞停滯的認知與念想，甦活感受那正面陽光的嶄新能量。

香氣的調配夥伴

茶樹、葡萄柚、杜松、薄荷、檸檬、洋甘菊、快樂鼠尾草、肉桂

安全規範

婦科腫瘤（癌症）、孕期忌用。

絲柏的日常解方

1　將2滴絲柏調和5毫升伏特加及5克化妝品級瀉鹽，倒入盛裝溫熱水的泡腳盆中，稍事攪拌浸泡15分鐘，以促進循環代謝、協助末梢水分停滯。

2　將2滴絲柏精油調和於5毫升植物油中，輕柔塗抹於下腹部及後腰薦椎處，得以收斂非病理性經血過多現象。

3　絲柏含有大量森林芬多精成分（α-蒎烯），因此很適合作為室內擴香主調，藉以排解鬱悶緊瑟、賦予身心遼闊。

formula
療心配方
絲柏＋薄荷＋肉桂

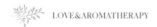

plant

Myrtle

香桃木（桃金孃）

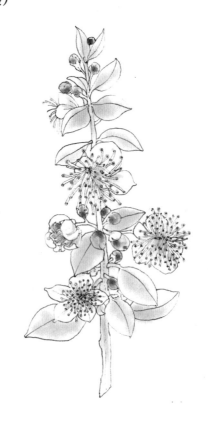

揚帆再起的愛

痛該遠離
讓愛揚帆再起

萃取部位：葉子

脈輪能量：喉輪

香氣的能量傳遞

香桃木神聖摯愛，擁有帶著花香枝葉的桃金孃氣息，以及溫和殺菌的強大動力，帶著揚帆再起的能量信息。

香氣的調配夥伴

佛手柑、薰衣草、茶樹、綠花白千層、玫瑰草、迷迭香、依蘭

安全規範

無。

香桃木的日常解方

1 使用2滴香桃木精油調和於5毫升植物油或無香乳霜，每日3次塗抹於脖子及耳後，得以舒緩咳嗽或感冒引起的咽喉不適。

2 1滴香桃木調和於5毫升植物油或無香乳霜，用以塗抹清潔後的油性、痘痘肌膚，得以平衡皮脂分泌、消炎收斂，極具成效。

3 將2滴香桃木精油調和5毫升植物油，以棉花沾取極少量，可於夜晚睡眠前輕放置於耳道，可有助緩解內在壓力、消弭腦內喋喋不休。

formula

療心配方

香桃木＋佛手柑＋薰衣草

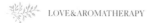
Bay

月桂

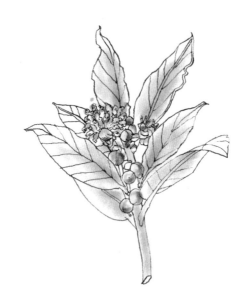

並肩支持的愛

並肩支持
是對愛最直接的詮釋

萃取部位：葉子

脈輪能量：喉輪

香氣的能量傳遞

自古擁有榮耀象徵的月桂，賦予著甜美振奮的暖陽氣息，用以驅散內心的陰霾，激發相守相伴的支持。

香氣的調配夥伴

絲柏、佛手柑、銀冷杉、薰衣草、香蜂草、橙花、歐白芷根

安全規範

1 皮膚敏感者應需注意劑量。
2 孕期及哺乳期婦女忌用。

月桂的日常解方

1 月桂葉香氣濃郁，用以搭配肉類或海鮮烹調，有助提鮮並去除腥味。

2 月桂針對消炎止痛、抗痙攣極具功效，可以2滴月桂精油調和5毫升植物油，早晚分次塗抹於疼痛的肌肉或關節處。或者將2滴月桂精油調和入5毫升伏特加中，倒入溫熱水中，再以毛巾沾取擰至七分乾後，早晚進行局部熱敷。（倘若局部疼痛原有伴隨熱紅腫，或許是發炎徵狀，此時請勿施行熱敷，則需改採冰敷，且盡快就醫檢查！）

3 月桂精油施以擴香或嗅吸，有助驅除恐懼悲傷，可以依照室內坪數進行擴香（一般房間約莫3至4滴，客廳餐廳則使用5至7滴）。或調製成吸嗅棒，隨身攜帶使用。

formula

療心配方

月桂＋橙花＋佛手柑

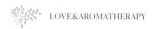
plant

Frankincense

乳香

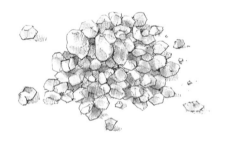

專注護持的愛

專注護持
是愛獨駐的信仰

萃取部位：樹脂

脈輪能量：心輪

香氣的能量傳遞

清新純淨的樹脂香氣，充滿祈禱與希望之意，專注修護的神聖氣息，護持著生生不息的療癒動力。

香氣的調配夥伴

橙花、廣藿香、甜馬鬱蘭、黑雲杉、檀香、沒藥、丁香、永久花

安全規範

無。

乳香的日常解方

1 將乳香樹脂磨碎，浸泡入植物油中放置4週，分餾取得乳香浸泡油，可用來塗抹呵護老年人乾燥龜裂的皮膚，其氣味也極具安神之成效。

2 將1滴乳香精油調和3毫升金盞花浸泡油，即可作為哺乳婦女之乳頭修護處方。

3 乳香精油1滴調和5毫升植物油或無香基礎乳霜，於夜晚潔膚後使用，針對熟齡、乾燥肌膚極具抗老回春、保濕修護之效果。

formula

療心配方

乳香＋橙花＋廣藿香

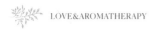
plant

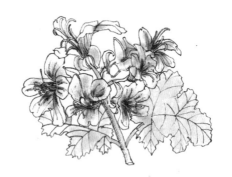

玫瑰天竺葵

暖心歇息的愛

片刻歇息
重拾暖暖愛意

萃取部位：花朵／葉子

脈輪能量：性輪

香氣的能量傳遞

蘊含花朵氣息的草本馨香，具有強大療癒特性，用以撫平內在深層痛楚，溫柔呵護賦予灌溉。

香氣的調配夥伴

佛手柑、花梨木、玫瑰草、橙花、羅馬洋甘菊、依蘭、薰衣草

安全規範

無。

玫瑰天竺葵的日常解方

1 將 4 滴玫瑰天竺葵精油與 10 毫升植物油調和裝瓶，於來經前一週早晚塗抹於後頸及下腹部，可用以緩和經前徵候群不適之症狀。

2 以玫瑰天竺葵精油 2 滴調和 5 毫升無香乳霜，按摩於循環不良下肢，得以疏通停滯體液、利尿、補強淋巴與靜脈。

3 上述乳霜配方亦十分適合塗抹手腳，用來協助滋養氣血虛、手腳冰冷現象；倘若作為胸部保養，則可協助促進循環活絡哦！

formula

療心配方

玫瑰天竺葵＋檀香＋依蘭

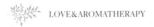

plant

Clary Sage

快樂鼠尾草

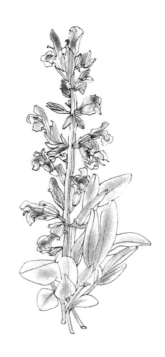

幸福沉浸的愛

霧裡迷障
是讓愛長久生存的方式

萃取部位：花朵、葉子

脈輪能量：性輪

香氣的能量傳遞

高雅甜美的幸福香氣，鋪陳著清澈透析的真實感受，開啓內在之光，展開羽翼任意遨翔。

香氣的調配夥伴

銀冷杉、土木香、天竺葵、桔、花梨木、玫瑰草、迷迭香、檀香

安全規範

1 孕期忌用。
2 使用前、後1小時不可飲酒。

快樂鼠尾草的日常解方

1 將2%快樂鼠尾草（2滴快樂鼠尾草精油調和於5毫升植物油）放至滾珠瓶中，塗抹於太陽穴或耳朵上方顳肌處，得以減壓放鬆、緩解歇斯底里型頭痛，提振副交感神經、有助安眠。

2 上述配方亦可塗抹於胃腸處肌膚，用以調解便秘或腹瀉，針對心因性大腸激躁則可緩解腸絞之疼痛。

3 將3滴快樂鼠尾草精油與5毫升伏特加均勻混和，則可作爲日用香水，讓快樂鼠尾草的獨特香氣伴隨你感受幸福時光。

formula

療心配方

快樂鼠尾草＋銀冷杉＋土木香

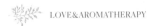
plant

Chamomile Roman

羅馬洋甘菊

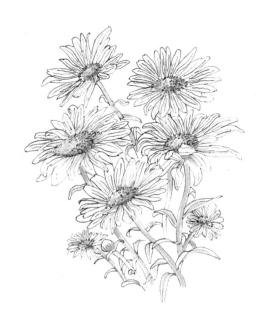

擁抱希望的愛

擁你入懷
是我對愛最直接的坦白

萃取部位：花朵

脈輪能量：心輪

香氣的能量傳遞

甜美蘋果般的香氣，深深撫慰受挫侷限的心靈，離開自我設限的框架，自然純淨將愛深擁入懷。

香氣的調配夥伴

佛手柑、快樂鼠尾草、茉莉、薰衣草、橙花、玫瑰、岩蘭草

安全規範

1 懷孕初期避免使用。
2 低濃度使用，因仍有導致皮膚發炎或過敏的疑慮。

羅馬洋甘菊的日常解方

1 羅馬洋甘菊花茶在歐洲常作為身心照護的最佳良方，不僅大人小孩皆可飲用，其花茶放涼後可外用濕敷於突發性皮膚搔癢（皮膚炎）。

2 將羅馬洋甘菊油精1滴調和2毫升植物油，混合15克化妝品級瀉鹽，作為紓壓安眠最佳沐浴良方。浸泡時，可盡情吸嗅熱氣冉冉蒸發的羅馬洋甘菊氣息，獨享寧靜無憂時光。

3 將1滴羅馬洋甘菊精油與3毫升植物油調和，塗抹於中樞神經失衡而導致的頭痛及偏頭痛處，針對緊張型肩頸肌肉僵硬或胃腸不適亦具紓解之成效。

formula
療心配方

羅馬洋甘菊＋佛手柑＋岩玫瑰

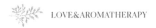
plant

Rosemary CT Camphor

樟腦迷迭香

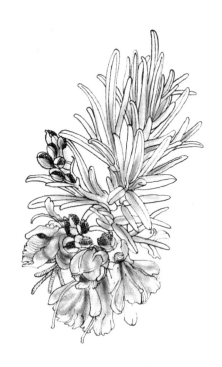

透澈洞悉的愛

透徹心扉
無爲是愛

萃取部位：花及頂端枝葉

脈輪能量：眉心輪

香氣的能量傳遞

強勁清新的藥草香氣，帶來不畏艱難的勇氣，猶如陽光普照振奮激勵，活躍思考更顯透徹洞悉。

香氣的調配夥伴

薰衣草、甜橙、檸檬、松針、絲柏、蒔蘿、黑胡椒、薄荷

安全規範

1 孕期、嬰幼兒避免使用。高血壓、癲癇患者忌用。
2 建議下午3點後避免使用。

樟腦迷迭香的日常解方

1 將新鮮迷迭香連枝剪下，以清水洗淨可於沖泡咖啡或奶茶時放入，用以增添口感風味，提振愉悅身心感受。

2 日間可將1至2滴迷迭香精油滴在外套衣領，或滴入隨身佩帶的精油香氛鍊中，透過迷迭香的氣息，得以提神醒腦並增進工作效能與專注力。

3 取2滴迷迭香精油調和於5毫升伏特加中，倒入溫熱水再以毛巾沾取濕敷，得以緩解肌肉型疼痛，促進活絡血循，消弭局部腫脹僵硬（不適合熱敷於發炎紅腫處）。

formula

療心配方

迷迭香＋薰衣草＋甜橙

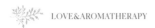
plant

Verginian Cedarwood

維吉尼亞雪松

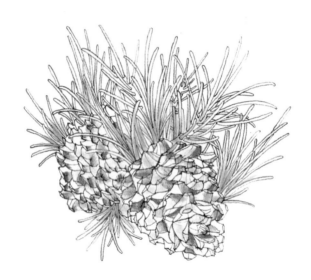

和諧心安的愛

和諧關愛
是我能給你最誠摯的愛

萃取部位：木芯

脈輪能量：頂輪

香氣的能量傳遞

深遠遼闊的木質氣息，如同幽谷秘境，樸實堅毅跳脫虛幻，奠定自我價值，才得以和諧心安。

香氣的調配夥伴

月桂、杜松、橙花、花梨木、依蘭、黑雲杉、絲柏、葡萄柚

安全規範

無。

維吉尼亞雪松的日常解方

1 取乾燥的維吉尼亞雪松針葉，於陶盤上點火焚燒，用以淨化室內空氣、開拓滿室芬多精馨香。

2 將6滴維吉尼亞雪松精油加入30毫升潔膚幕斯基劑（12毫升胺基酸起泡劑＋18毫升純水或純露），是油性膚質最佳的洗滌劑，可去油補水、通透毛孔，亦是對付毛孔粗大最佳的皮膚收斂劑。

3 維吉尼亞雪松精油1滴調和於單次使用的洗髮乳中，稍加按摩洗滌頭皮即可調節頭皮皮脂分泌，對於油性脫髮、油性髮況或頭皮處的脂漏性皮膚炎皆極具成效。

formula

療心配方

維吉尼亞雪松＋月桂＋杜松

plant

Vetivert

岩蘭草

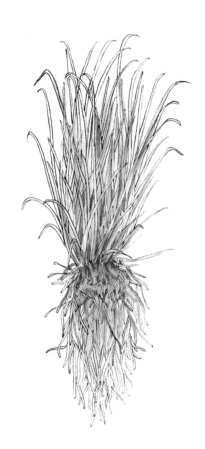

滋潤扎根的愛

讓愛埋進土壤
細心呵護滋潤灌溉

萃取部位：根部

脈輪能量：海底輪

香氣的能量傳遞

淡淡木質馨香混和著大地土壤氣息，濃郁溫潤、如同愛情深刻扎根的記憶，安全踏實寬心自在。

香氣的調配夥伴

雪松、玫瑰草、薰衣草、檀香、茉莉、依蘭、佛手柑、桂花、花梨木

安全規範

無。

岩蘭草的日常解方

1 可將乾燥岩蘭草根塞在香囊袋中，擺放於枕頭邊極具深度放鬆特性。岩蘭草根香囊亦可隨身攜帶或擺放在辦公桌上，用以緩解緊張焦慮、有助安撫鎮靜神經。

2 取2滴岩蘭草精油調和於6毫升無香乳霜，按摩於口掌及腳底，增進末梢暖度並舒緩精神情緒高張。或塗抹按摩於腹腔及下背處，以調理荷爾蒙或輔助改善經前徵候群及更年期症狀。

3 用岩蘭草施以室內擴香，得以趨緩身心過度跳躍，以增進工作或閱讀時的專注，且不影響腦力活絡學習。

formula

療心配方

岩蘭草＋雪松＋玫瑰草

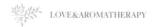
plant

Fennel, sweet

甜茴香

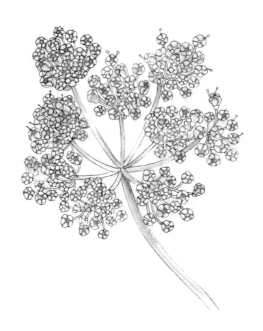

溫潤散播的愛

溫潤撫慰
勇敢寬心去愛

萃取部位：種子

脈輪能量：太陽輪

香氣的能量傳遞

繖形科的香甜氣味夾帶著香料的暖心氣息，活力充沛的獨特香氣，溫潤撫慰、散播生殖的舒緩活力。

香氣的調配夥伴

花梨木、山雞椒、桔、羅勒、肉桂、生薑、土木香、檀香

安全規範

1 嬰幼兒、孕婦、婦科疾病、癲癇患者忌用。
2 具神經毒性，故不宜長期或高劑量使用。

甜茴香的日常解方

1 乾燥的甜茴香種子不僅可以入菜，甜茴香茶在歐洲亦是極具盛名的催奶泌乳滋養茶飲，日常還可作爲美胸保健之輔助飲品。

2 以2%甜茴香調和油（甜茴香精油2滴調和於5毫升植物油），得以分別塗抹於腹部及下背處，用以強化生殖力量；塗抹於脂肪厚實部位，用以協助循環代謝並促進分解脂肪；塗抹於關節疼痛或肌肉痙攣處，可以有效紓解並進行修護調理。

formula

療心配方

甜茴香＋花梨木＋山雞椒

plant

Vitex Agnus Berry

貞節樹

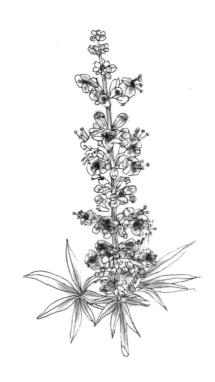

穩定守護的愛

心動
總在虛無飄渺
卻堅定異常的瞬間

萃取部位：果實

脈輪能量：性輪

香氣的能量傳遞

獨特的萜烯氣息透露著穩定和諧的情感，雖不似高亢宣揚的熱切，卻堅定異常的守護這份愛戀。

香氣的調配夥伴

玫瑰、永久花、橙花、天竺葵、快樂鼠尾草、甜馬鬱蘭、岩玫瑰

安全規範

嬰幼兒、孕婦忌用。

貞節樹的日常解方

1 貞節樹莓果是一種天然的女性荷爾蒙調節劑，研究顯示得以調節腦下垂體促進黃體素且平衡雌激素，並恆定所需之泌乳激素，以協助婦科保健而著名。

2 將 8 滴貞節樹精油滴入吸嗅棒中的潔淨棉芯上，每日 4 次吸嗅以改善熱潮紅現象。

4 以 1 至 2% 貞節樹調油或乳霜（比例 2% 是混合 2 滴貞節樹精油於植物油或無香乳液中），按摩胸部或腹部，得以調理經前或經期之胸部脹痛或經痛症狀。

formula

療心配方

貞節樹＋玫瑰＋永久花

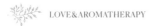
plant

Cardamom

小豆蔻

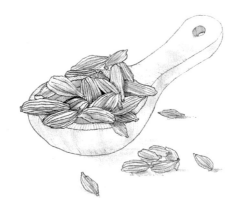

永恆炙熱的愛

怦然心動
是生命最原始的本能

香氣的能量傳遞

濃郁跳耀的辛香氣息，是永恆炙熱的本意，溫暖活絡了無聲息的孤寂，挑動了怦然心動的原始愛意。

香氣的調配夥伴

橙花、生薑、薄荷、尤加利、檸檬香茅、肉桂、甜橙、黑胡椒

安全規範

敏感性體質或肌膚宜斟酌少量使用。

小豆蔻的日常解方

1 將乾燥小豆蔻豆莢內的種子取出，加以搗碎後加入加熱中的巧克力，小豆蔻的滋味將開拓你的味蕾，提升熱巧克力飲的層次！烹煮成小豆蔻奶茶也十分可口！

2 磨碎的小豆蔻種子亦可加入市售80%的伏特加中，浸泡3週後瀝出取得濃郁催情的小豆蔻酊劑，對半加入玫瑰花純露（或純水），稍攪拌融合後放置約1週使之純化，即可裝入香水瓶中使用。

3 以1至2滴（1至2%）小豆蔻精油調和入5毫升植物油中，可每日早晚塗抹於手心及腳底，加以抹擦生熱，用以滋補為生活忙碌消耗殆盡的能量，促進消化及體液循環功能。

formula

療心配方

小豆蔻＋橙花＋生薑

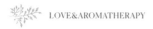

plant

Cinnamon

肉桂

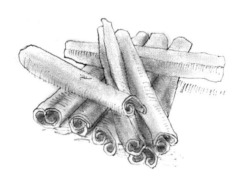

熱烈眞切的愛

不需山盟海誓
儘管愛得熱烈眞切

萃取部位：樹皮

脈輪能量：性輪

香氣的能量傳遞

木質溫暖甜蜜馨香，熱情洋溢綻放新生，得以消弭情緒緊繃，溫暖圍繞、展現那極致的熱烈與真切。

香氣的調配夥伴

甜馬鬱蘭、桂花、安息香、乳香、廣藿香、生薑、薰衣草、迷迭香

安全規範

1 屬強烈紅皮劑，故需少量調製使用。
2 嬰幼兒、孕產婦、體虛者或有皮膚疾患者忌用。

肉桂的日常解方

1 肉桂氣息可以增添咖啡及茶飲風味，或烹煮成香料蘋果汁，十分適合一家老小於寒冷的時節飲用，除了暖心暖胃、更可消弭身心緊繃且活絡血循！作法如下：1000毫升樹頂 Tree Top 蘋果汁加入1根肉桂、2顆八角、5粒小豆蔻、5個丁香，依口味喜好，尚可加入少許花椒或桂花（二選一）提香！大火水滾後轉小火烹煮10分鐘，熄火再悶5分鐘後即可享用。

2 以1%肉桂調和油（1滴肉桂精油調和5毫升植物油）極具促進體表循環特性，十分適合季節轉換之風溼性關節疼痛、久坐不動引起的肌肉僵硬痠痛或循環不佳的冰冷末梢。

formula

療心配方

肉桂＋迷迭香＋歐薄荷

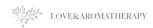

plant

Petitgrain

苦橙葉

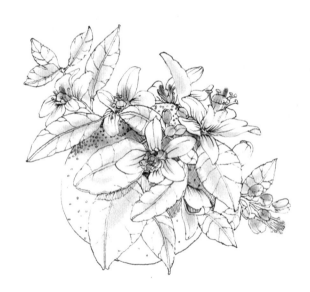

舒心領略的愛

舒心領略
始得體悟愛情的甜美滋味

萃取部位：葉子

脈輪能量：心輪

香氣的能量傳遞

新鮮舒活橙葉香氣，略帶著苦澀合併花朵的氣息，釋放了層層堆疊的壓抑，領略舒心的甜美滋味。

香氣的調配夥伴

甜橙、香桃木、佛手柑、天竺葵、橙花、玫瑰草、花梨木、依蘭

安全規範

無。

苦橙葉的日常解方

1 以2滴苦橙葉精油調和5毫升伏特加，再加入15克瀉鹽攪拌（玫瑰鹽亦可），即可做為日常夜間晚安浸泡浴鹽，苦橙葉獨特苦味的沉著氣息極具身心調理、緩壓抗燥等特性，透過溫熱水浸泡得以放鬆肌肉緊繃，且調整呼吸節奏，能忘憂助眠。

2 將2滴苦橙葉精油調和於5克無香乳液，可隨身攜帶作為日間護手霜品使用，不僅滋潤雙手，更可在雙手搓揉之際，透過鼻腔吸嗅苦橙葉氣味，來驅逐緊窒沉悶的日常工作及生活壓力。

formula

療心配方

苦橙葉＋甜橙＋香桃木

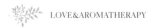
plant

Black Pepper

黑胡椒

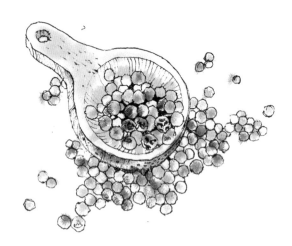

積極炙熱的愛

愛得火熱
是最直白的純粹

萃取部位：種子

脈輪能量：太陽輪

香氣的能量傳遞

辛辣溫暖的香料，散播強烈的馨香氣息，愛得火熱、用以跳脫不變的思維，拓展新生、賦予積極炙熱的樣貌。

香氣的調配夥伴

山雞椒、黑雲杉、迷迭香、生薑、薰衣草、甜馬鬱蘭、甜茴香

安全規範

1 屬強烈紅皮劑，精油滴數宜控制使用。
2 嬰幼兒、孕產婦、體虛、皮膚易過敏者忌用。

黑胡椒的日常解方

1 將乾燥黑胡椒現磨，以1:9放入橄欖油中密封浸泡，期間可放置於微陽的窗邊，每日上下方翻面對調擺放，讓香氣便於擷取且浸泡完全，3週後瀝渣取得之黑胡椒浸泡油，可拿麵包沾取食用或淋在食物上增添溫暖氣味；也可取少量按摩於運動前的肌肉來增加肌力訓練之成效，還可塗抹於冰冷的手腳末梢，或在身心疲憊沮喪之際取少量於手心搓揉，再以口鼻吸嗅賦予身心溫暖感受。

2 消化不良時，取1滴黑胡椒精油調和5毫升植物油，順時鐘方向分次輕柔滑撫按摩腹部，以溫暖促進消化機能順暢。

formula

療心配方

黑胡椒＋山雞椒＋綠薄荷

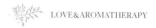
plant

Spearmint

綠薄荷

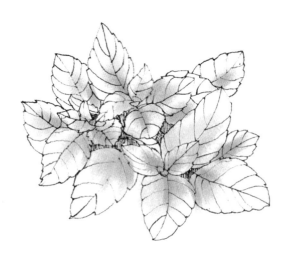

極簡舒適的愛

簡單靜好
享受愛的眞諦

萃取部位：葉子

脈輪能量：眉心輪

香氣的能量傳遞

涼涼香草清香，充斥著海闊天空的安適，極簡靜好、氣味清晰覺醒，活絡身心備感舒暢。

香氣的調配夥伴

薰衣草、甜橙、葡萄柚、迷迭香、茶樹、玫瑰草、佛手柑

安全規範

1 孕期、嬰幼兒避免使用。
2 皮膚易過敏者仍須注意其致敏特性，低劑量使用。

綠薄荷的日常解方

1 胃部脹氣不適時，摘採些許綠薄荷葉（也可使用乾燥綠薄荷葉）沖泡熱水，悶5分鐘開蓋稍事冷卻，再倒入適量蜂蜜，攪拌均勻即可飲用。

2 讓100毫升礦泉水滾沸後放入約50克乾燥薄荷葉，以小火煮1分鐘後熄火覆蓋待溫度冷卻，即可儲存於乾淨玻璃瓶中放冰箱冷藏備用（保存期限3天）；偏頭痛時可以小毛巾或厚紗布沾著，貼敷覆蓋於局部，用以緩解神經跳躍性疼痛；又或頭部備感壓力、耳鳴不適時，可以棉花少量沾附，再輕塞於外耳道（小於30分鐘內）以釋放壓力。

3 讓100毫升礦泉水滾沸後放入約50克乾燥薄荷葉，煮沸1分鐘後熄火讓溫度冷卻，即可儲存於乾淨玻璃瓶中，放冷藏備用（保存期限3天）；偏頭痛時，以小毛巾或厚紗布沾著，貼敷覆蓋局部，能緩解神經跳躍性疼痛；又或備感壓力、耳鳴不適時，用棉花少量沾附，再輕塞於外耳道（小於30分鐘內）以釋放壓力。

formula
療心配方
綠薄荷＋薰衣草＋甜橙

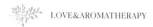
plant

Ginger

生薑

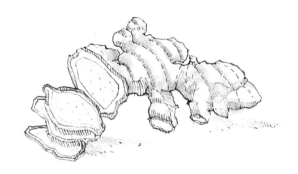

滋養富足的愛

源源不絕
蘊藏熱性滋養潛能

萃取部位：地下莖

脈輪能量：海底輪

香氣的能量傳遞

溫暖馨香氣息，顯露著熱情洋溢的天性，暖心暖性、可用作疲勞恢復或增進感官知覺敏銳的滋養氣息。

香氣的調配夥伴

肉豆蔻、茉莉、天竺葵、薰衣草、乳香、薄荷、甜橙、羅馬洋甘菊

安全規範

適量使用，過量即有皮膚過敏疑慮。

薑的日常解方

1 日常保健時可取 2 片乾薑放入約 300 毫升滾水中烹煮 5 分鐘（或放置保溫杯中，以熱水悶著 15 分鐘），而後放入 2 片檸檬片攪拌即可飲用，如此得以作為呼吸及消化的日常保健，還可暖活身心、有效祛寒！

2 將一小匙薑粉與少許茶葉放置於承裝熱水的保溫杯中，悶著 10 分鐘，將之倒入浸泡盆中，用大約 40 度水溫浸泡雙腳 15 分鐘，即可幫助身體恢復活力且改善末梢冰冷現象。

3 取 1 滴生薑精油均勻調和於 5 克無香乳液，塗抹於非發炎之慢性風濕及關節炎處，可緩解關節疼痛和腫脹不適。

formula

療心配方

生薑＋肉豆蔻＋茉莉

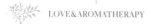
plant

Nutmeg

肉豆蔻

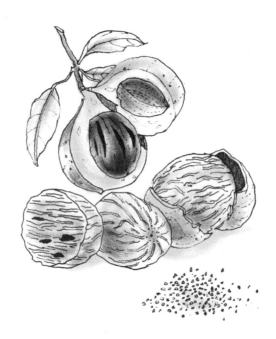

風姿情挑的愛

熱情魅惑
觸動生存本質

萃取部位：核仁

脈輪能量：海底輪

香氣的能量傳遞

氣味辛辣強烈、蘊含麝香迷人氣息，觸動著風姿情挑般的迷戀愛意，提振費洛蒙、供給源源不絕的熱情洋溢。

香氣的調配夥伴

乳香、甜橙、黑胡椒、迷迭香、芫荽、廣藿香

安全規範

不宜過量使用。

肉豆蔻的日常解方

1 肉豆蔻溫暖甜美的辛香主要來自肉豆蔻核仁，將核仁磨碎成粉，薄灑於熱咖啡上，豆蔻咖啡氣息，將別有一番風味。

2 將肉豆蔻核仁現磨成粉，放置於布製香囊或香包中，吊掛於包包上或隨身佩帶，其散播的溫暖香氣，深具提振特質以及防禦淨化效能。

3 將2滴肉豆蔻精油調和於4毫升的植物油，塗抹於腹部及後腰，可用以緩解經痛及 PMS 的腰腹不適；亦可取調油數滴塗抹於洗髮後的髮尾，不僅深具滋潤特性，還可經由微風輕撫髮梢，揮散肉豆蔻費洛蒙氣息。

formula
療心配方
肉豆蔻＋乳香＋甜橙

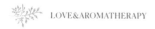
plant

Patchouli

廣藿香

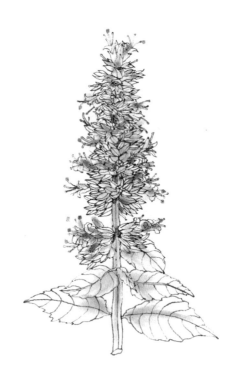

大地療癒的愛

扎根滋養萬物
剔除傷害修護日常

萃取部位：根部

脈輪能量：海底輪

香氣的能量傳遞

濃郁厚實的土根溫潤氣息，激勵滋養、活絡大地能量，淨化修護、緩解煩躁憂愁的虐心日常。

香氣的調配夥伴

月桂、薰衣草、馬鬱蘭、香蜂草、羅勒、薄荷、洋甘菊

安全規範

極其溫和安全，孕期亦可使用。

廣藿香的日常解方

1 可於中藥房採買藿香根及金銀花，放置於棉布袋中吊掛於居家入門玄關處，即能有效驅蚊，預防蚊蟲進入！

2 可取 2 滴廣藿香精油調和於 5 克無香乳液中，是皮膚乾癢、皮膚炎或濕疹平日照護的最佳好幫手。

3 取 1% 的廣藿香調和乳液（1 滴廣藿香精油調和 5 克天然無香乳液）同時也是臉部保養聖品，得以去痘、收斂淨化毛孔、平衡皮脂分泌，可於早晚臉部清潔後塗抹使用。

formula

療心配方

廣藿香＋月桂＋薰衣草

plant

Bigroot Cranesbill

大根老鸛草

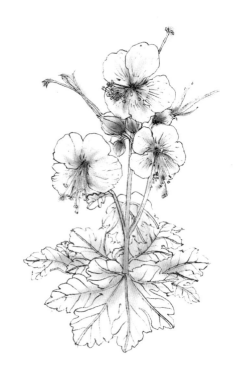

振奮修護的愛

愛情
本該雙向交流
振奮挑動修護其中

萃取部位：全株

脈輪能量：性輪

香氣的能量傳遞

充沛甜美的木質氣息，卻有著強化生殖的莫大力量，讓心緒展開強韌翅膀，極盡修護飛越奔放。

香氣的調配夥伴

甜馬鬱蘭、小豆蔻、生薑、沒藥、甜茴香、天竺葵、黑胡椒

安全規範

有潛在神經刺激風險，孕期、嬰幼兒避免使用。

大根老鸛草的日常解方

1 大根老鸛草藥理性強大，對於神經激勵劑具成效，因此在疲憊不堪時可以用廣藿香進行室內擴香，得以洗滌緩解壓力、消弭精神性頭痛、強化免疫與振奮身心等效能。

2 使用 2 滴大根老鸛草精油調和於 4 毫升植物油中，溫和調理按摩於因內分泌失調形成的脂肪囤積或水腫之局部，是內分泌保健最好的精油品項之一。

3 取 1 滴大根老鸛草精油均勻調和於 5 克天然無香乳液，每日 1 至 2 次塗抹於下腹部及後腰部及薦椎處，可作為生殖系統的日常保健。

formula
療心配方

大根老鸛草＋甜馬鬱蘭＋小豆蔻

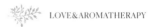
plant

Ylang Ylang

依蘭

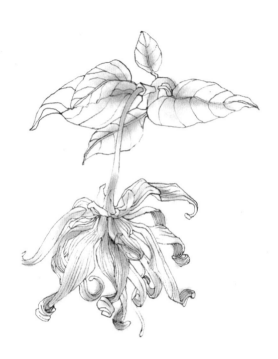

魅惑歡愉的愛

盡情揮灑
那獨我的風姿與愛情的極致

萃取部位：花朵

脈輪能量：性輪

香氣的能量傳遞

黃澄澄的花瓣，任意舞耀地在陽光下隨風飛揚，揮散出濃烈的挑逗馨香，不僅勾勒情挑、更有著絕佳的沉靜緩壓力量。

香氣的調配夥伴

廣藿香、佛手柑、乳香、月桂、橙花、甜橙、玫瑰、花梨木

安全規範

其過度放鬆特性可能導致頭痛和反胃，故需注意使用劑量。具皮膚敏感刺激性，不建議用在發炎的肌膚及溼疹上。

依蘭的日常解方

1 摘採綻放的依蘭花，簡易清洗後裝入茶包，以溫熱水沖泡，靜置5分鐘後開蓋吸嗅依蘭甜蜜沉靜的香氣，再倒杯品茗，讓身心頓時寧靜舒適。

2 清洗過的依蘭花可放在即將烹煮的米飯上，伴隨飯鍋運作，依蘭香氣將攪和入米飯中，雷同於常見的野薑花或荷葉蒸飯，依蘭花的氣息將更具風味。

3 在恐慌或日常緊繃已到極限的時候，不妨調製依蘭沐浴鹽（取3滴依蘭精油調和入5毫升伏特加＋15克瀉鹽或玫瑰鹽），以全身浸泡約莫15分鐘即可感受緊滯焦慮消散、重塑自在歡愉。同時此法也很適合給予需要提振身心感官，增添情慾氛圍的伴侶哦！

formula
療心配方

依蘭＋乳香＋廣藿香

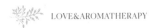
plant

Cistus

岩玫瑰

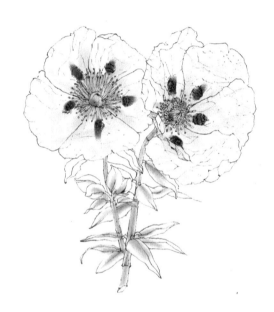

回溯重生的愛

回溯過往
才得以守護
且保有當下的寧靜與希望

萃取部位：葉片、樹脂

脈輪能量：海底輪

香氣的能量傳遞

帶著暖陽的療癒系馨香、是驅逐恐懼傷痛的和煦力量，暖暖地撫慰著心房，且保有當下的穩定與希望。

香氣的調配夥伴

維吉尼亞雪松、銀冷杉、甜橙、橙花、依蘭、沈香醇百里香、廣藿香

安全規範

無。唯需注意其氣味厚重。

岩玫瑰的日常解方

1 岩玫瑰溫暖濃郁的香氣是調節中樞神經最見顯著的氣息，因此日常外出得已將半滴岩玫瑰沾附在隨身的手帕、絲巾或夏日的扇面上，用來撫平工作應酬的壓力，讓身心得以內守，守護內心一方平靜。

2 岩玫瑰不只氣味獨特，於護膚抗老亦現其成效，調和1滴岩玫瑰精油於5毫升植物油或無香乳液中，早晚塗抹於清潔後的臉部或身體肌膚，以平衡肌膚油水狀態，維繫膚況健康。

3 將3滴岩玫瑰精油調和入5毫升伏特加或琴酒中，搖晃均勻後倒入放置5毫升純水的滾珠瓶中，使用前搖晃，即可當作香水擦拭於手腕、耳後或髮梢，讓岩玫瑰的香氣伴隨日常、充斥著勇氣與希望。

formula
療心配方

岩玫瑰＋維吉尼亞雪松＋銀冷杉

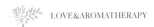

plant

Clove Bud

丁香

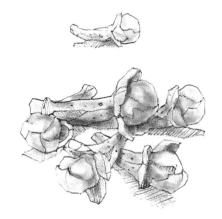

收斂止痛的愛

止痛不該成為
愛情的牽絆與藉口

萃取部位：花苞

脈輪能量：眉心輪

香氣的能量傳遞

刺鼻藥草氣息，有著不容妥協的強健動力，消弭著身心不堪負荷的痛楚，且收斂疏通著無止境的牽絆與傷痛。

香氣的調配夥伴

黑雲杉、山雞椒、薄荷、依蘭、葡萄柚、生薑、樺木、白珠樹

安全規範

1 嬰幼兒、孕期忌用。
2 恐致皮膚、黏膜刺激。低劑量使用。

丁香的日常解方

1 自古以來，丁香止痛消炎特性就極具醫療價值，針對一般性肌肉痠痛，可以5克丁香混合3克艾絨（碎艾葉亦可），將之放入滷包袋中綑緊，置入電鍋

外鍋倒入半杯水的架子上按下開關，待開關跳起，即可拿薄毛巾包裹熱敷痠痛局部。

2 對於牙齒及牙齦疼痛保健，可以取5克丁香浸泡於20毫升伏特加中，待1週後將液體倒出混合30毫升純水，即可作為每晚潔牙後的牙周保健漱口水。對於喉嚨發炎疼痛亦可採漱口方式舒緩不適。

3 在肌肉扭傷或拉傷初期，可以將3滴丁香精油調和入5毫升伏特加，再混合市售無香天然蘆薈膠中均勻攪拌，一天3次將此凝膠塗敷於受傷疼痛患處，以輔助消腫止痛之成效（冷藏冰鎮後塗敷更具止痛收斂成效）。

formula
療心配方
丁香＋黑雲杉＋依蘭

plant

Thyme et Linalool

沈香醇百里香

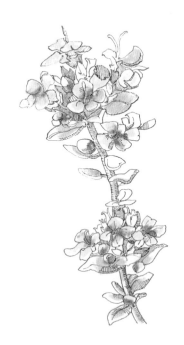

截然淨化的愛

該是時候拋卻過往
迎向新生烈日朝陽

萃取部位：全株草葉

脈輪能量：眉心輪

香氣的能量傳遞

獨特藥草香氣，激勵亢奮、瞬間覺醒刺激著身心感官，且帶來淨化中樞神經的烈日朝陽。

香氣的調配夥伴

月桂、乳香、茶樹、薰衣草、檸檬、馬鞭草、雪松、尤加利

安全規範

無。（沈香醇是百里香最溫和品種、較安全不刺激、幼童亦可經調配使用）

沈香醇百里香的日常解方

1 沈香醇百里香具有極優異的抗菌、抗病毒特性，在烹飪及藥理上皆備受矚目。日常烹調時可將新鮮百里香洗滌後以火鍋肉片捲裏，無論水煮或清炒皆可提升肉片的美味，且避免肉食脹氣，幫助消化促進。

2 就呼吸免疫照護，得已將8滴沈香醇百里香精油滴入吸嗅棒內棉芯上，隨身攜帶使用，可確保免疫保健以維繫呼吸健康。

3 針對人體局部慢性發炎之免疫徵狀（例如：咽喉炎、關節炎、肌肉痛、生殖泌尿疼痛等），可取2滴沈香醇百里香精油調和於4毫升植物油或清爽的無香乳液中，每日3至4次塗抹於患部或鄰近患部處，可助人體平衡且增強免疫。

formula

療心配方

沈香醇百里香＋月桂＋乳香

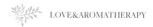

plant

Myrrh

沒藥

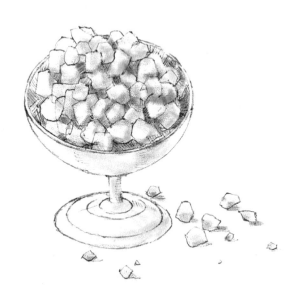

覺醒無畏的愛

意念覺醒
才足以讓愛情更顯清明

萃取部位：樹脂

脈輪能量：頂輪

香氣的能量傳遞

淡淡的碘酒馨香，是來自樹脂的高層次覺醒力量，提升人體免疫，更帶動了愛情的覺醒與勇氣。

香氣的調配夥伴

維吉尼亞雪松、黑胡椒、乳香、檀香、玫瑰、月桂、丁香、天竺葵

安全規範

1 孕期忌用。
2 服用降血糖或抗凝血藥物時，應審慎使用。

沒藥的日常解方

1 本草綱目記載：沒藥可用以止痛消腫、散血生肌，故可將沒藥樹脂磨製成粉，浸泡於橄欖油中4週，瀝渣後取油裝瓶，即可作為日常肌膚滋養保健；或在夜晚潔牙後，取約10毫升漱口，期間不需過度漱動，只需含著並讓浸泡油重複滑過上下牙齦，待10分鐘後即可吐出，不需特別再以清水漱口沖洗，將可緩解牙齦發炎不適，維繫口腔健康。

2 調製沒藥油膠（以3滴沒藥精油調和3毫升植物油，再加入6克市售天然蘆薈凝膠並攪拌均勻），用以塗抹於扭傷腫脹的局部患處，極具消腫化瘀、消炎止痛之成效。

3 取2滴沒藥精油與5毫升植物油調和（建議使用甜杏仁油或金盞花浸泡油），可用於一般皮膚炎照護，預防感染、止癢修護且增強皮膚免疫。

formula

療心配方

沒藥＋檀香＋黑胡椒

plant

Angelica

歐白芷根

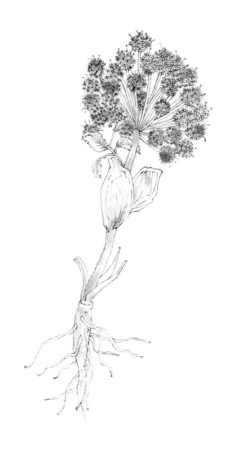

滋補灌溉的愛

愛情就該
時刻滋補細心灌溉

萃取部位：根部

脈輪能量：海底輪

香氣的能量傳遞

泥土的清香混合著土壤的療癒氣息，擁有強大的修護加持力量，能驅逐汰舊，並溫潤滋補元氣。

香氣的調配夥伴

玫瑰、天竺葵、羅馬洋甘菊、花梨木、薰衣草、甜茴香、歐薄荷

安全規範

1 具強烈光敏性，宜低劑量使用。
2 孕期忌用。

歐白芷根的日常解方

1 取1滴歐白芷根精油調和5毫升沐浴乳，於沐浴球上完整起泡後即可將之塗敷全身，期間得以輕柔旋轉按摩每一吋肌膚，讓歐白芷根的香氣瀰漫在浴室空間，透過鼻腔吸嗅及肌膚滲透吸收，活絡氣血、提振身心活力。

2 取1滴歐白芷根精油調和5毫升植物油或無香乳液，混合均勻即可裝盒儲存，每日早晚少量沾取，搓揉於手心及腳底，用以補氣活血、促進末梢血循且溫暖提振身心。或用在肌肉、子宮或胃腸痙攣疼痛之緩解，早晚取少量調和乳液塗抹按摩局部，用以舒緩疼痛、滋補元氣。

3 研究顯示嗅吸少量歐白芷根得以調節中樞神經、緩壓抗焦慮、改善神經耗弱、舒緩心因性頭痛及偏頭痛。建議可滴數滴歐白芷根精油於吸嗅棒中隨身攜帶，或於居家室內以擴香療癒身心。

formula

療心配方

歐白芷根＋玫瑰＋天竺葵

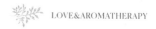

plant

Tonka Beans

零陵香豆

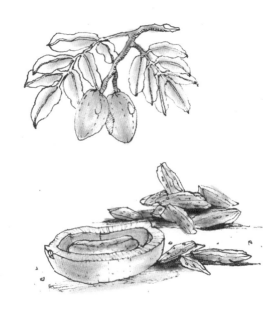

緩心收攏的愛

緩心收攏
讓緊繃的胸膛得以解放

萃取部位：果實

脈輪能量：心輪

香氣的能量傳遞

氣息芳香甜美、好似現割青草混雜著甜蜜的焦糖馨香，綏心收攏、用以喚醒兒時的單純，回歸自我獨有的自在。

香氣的調配夥伴

檀香、銀冷杉、雪松、葡萄柚、橙花、香草、花梨木、乳香

安全規範

具肝毒性。嚴忌口服。少量且勿長期使用。

零陵香豆的日常解方

1 研究指出，零陵香豆能溫和調節血清素，得以放鬆舒眠、提振身心驅除緊張，故很適合作為情緒緊繃及疲憊煩躁時的擴香氣息，一般家居房間大小可用 2 至 3 滴散播馨香，客廳餐廳則使用 3 至 5 滴。

2 極佳抗痙攣特性，得以使用 1 至 2 滴零陵香豆精油調和於 5 毫升植物油中，按摩舒緩肌肉緊繃與痠痛，對於橘皮組織及風濕性關節炎亦成效顯著。

3 亦可於沮喪與恐懼之際，取少量上列調油於掌心，雙掌搓揉加溫再覆蓋住口鼻吸嗅，針對情緒緩解或慢性神經疼痛極有幫助。

formula

療心配方

零陵香豆＋檀香＋銀冷杉

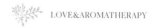
plant

Helichrysum

義大利永久花

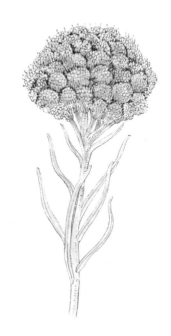

刻骨銘心的愛

唯有愛
是化瘀的最佳解方

萃取部位：花朵

脈輪能量：心輪

香氣的能量傳遞

永生復甦的力量，推動著刻骨銘心的意志，疏通繁複緊繃的情緒，活絡化瘀、以籌備再次前行面對的毅力。

香氣的調配夥伴

甜馬鬱蘭、雪松、古巴香脂、天竺葵、洋甘菊、迷迭香、檀香

安全規範

溫和不刺激，同樣適合嬰兒和兒童調和使用。

義大利永久花的日常解方

1 取 1 滴義大利永久花精油調和 5 毫升甜杏仁油，倒入 10 毫升矢車菊純露的瓶子裡，每回使用前需稍事搖勻，再以化妝棉沾附濕敷於雙眼，用以協助黑眼圈淡化並增進雙眼明亮感受。

2 將 2 滴義大利永久花精油攪拌入 4 毫升隔水加熱後的油膏裡，塗抹扭傷或撞傷之局部，得以化瘀消腫脹、促進細胞再生。

3 義大利永久花之護膚成效名聞遐邇，1% 調油劑量（1 滴義大利永久花精油調和 5 毫升植物油）即可達到肌膚緊緻、恢復彈性與活力，堪稱是抗老回春的第一首選！

formula

療心配方

義大利永久花＋羅馬洋甘菊＋黑雲杉

plant

Valerian

纈草

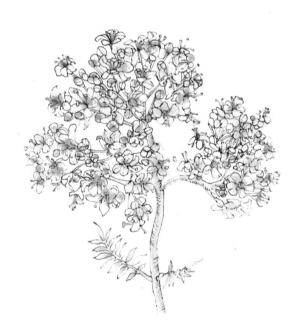

永恆不變的愛
_____

獨一無二
正是愛情最永恆的聲張

萃取部位：根部

脈輪能量：海底輪

香氣的能量傳遞

濃厚藥草強烈氣息，釋放身心並輔助改善睡眠與焦慮，穩健踏實、用以摒除一切雜念與妄想，且開拓真實的永恆。

香氣的調配夥伴

岩蘭草、甜馬鬱蘭、牛膝草、德國洋甘菊、廣藿香、土木香、歐薄荷

安全規範

孕期忌用。劑量過高易導致精神萎靡。

纈草的日常解方

1　在睡眠醫學研究裡，纈草是新生代熱門藥草，極具鎮靜安神特性，得以降低神經興奮，緩解機能亢進，然因氣味濃郁獨特，故建議調配精油使用，例如：1滴纈草搭配1滴岩蘭草，或1滴纈草搭配3滴甜橙或甜馬鬱蘭，調和於5毫升植物油中，可於晚餐後塗抹於胸前及耳後，睡前30分鐘再塗抹一次，逐步鋪陳奠基，預約良好睡眠品質。

2　取1滴纈草調和於5克無香乳液，塗抹於過度疲勞或痙攣的肌肉患處，達到理氣活血之輔助成效。同時可用於麻醉止痛，緩解歇斯底里及精神耗弱！

formula
療心配方

纈草＋岩蘭草＋甜馬鬱蘭

獻給你與各種關係的
解愛調香

書中收錄的48種植物屬性都與愛情課題有關，鄭雅文Vivian老師依此為你設計了12款能當成隨身呵護御守馨香的調香配方，為你的愛情打氣、給予最需要的植物能量。

調香前的必知與注意事項

精油是自然界的產物,其品質與氣味會隨著氣候改變而產生變化,因此不會像人工香氣擁有一成不變的氣味與化學結構;精油擁有親油抗水、具高度揮發、並可與脂質和酒精等混合之特性,因其濃縮萃取,故所有精油品項皆不適合在未經稀釋時直接碰觸人體(含括皮膚及黏膜),需要經由稀釋或乳化,才得以用在日常家居。

解愛精油配方調製建議

以「嗅覺吸嗅」及「皮膚滲透」吸收使用,嗅覺吸嗅法建議將所需配方先調製在一個空瓶中,再搭配使用各種載體吸嗅;較為便利的方式可取坊間得以採買的吸嗅棒,於管內棉芯滴入10滴配方純精油,即得隨身攜帶、時刻感受香氣的守護相伴。同時也可滴2滴配方精油在口罩香氛扣、夏季涼扇扇面、或滴在可用以擴香的木質或布質飾品載體上,即可配戴或擺放在空氣流通處擴香,當然也可以滴在家中慣以散佈香氣的香氛儀器中,例如:震盪儀或水氧機等。

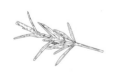

皮膚滲透吸收法建議

皮膚滲透吸收法建議使用於身體處，就情緒照護或解愛疏通，可調製2至4%的劑量，塗抹於前胸和頸間處，藉皮膚吸收及精油氣味散播吸嗅，用以安撫鎮定並調整身心氣場。

本書的配方皆是以3種精油品項設計，精油遴選配方、依照使用族群及健康狀況，除了需要考慮精油品項之安全性，其劑量滴數皆應是調配的重要依據，例如：一般健康成年人建議以4%調製，故得以取5毫升植物油或無香乳液調配解愛配方共4滴，倘若是較為虛弱的成年人（病中、病後、老年人等），則可以10毫升植物油或無香乳液加上配方調油共4滴（2%），每日使用2至4次，讓解愛芳療的植物能量引領你在愛情的路途上，擁愛前行。

搭配解愛芳療牌卡調配，可在抽牌解析之後選出3款能量所需之精油，搭配植物基質調製2至4%配方。以26-27頁的實際案例1為例，抽取到的牌卡為薰衣草、銀冷杉及甜茴香，調製4%即可依此3款精油調配共4滴複方精油，調入5毫升植物油或無香乳液。薰衣草呼應個案的狀況代表平衡堅持，是她極需要的能量，因此調製薰衣草2滴、銀冷杉及甜茴香各1滴為配方，每日使用4次塗抹於前胸與頸間，讓精油的植物馨香伴隨日常，賦予勇敢去愛的支持力量。

愉悦的愛－溫暖

在愛情裡常相廝守應該是在愛裡的人兒最期盼的需求，然而愛情要長長久久，溫度的拿捏就極為重要，舒適的溫度絕不會過於燥熱，只要讓心兒暖暖的，四肢也舒暢活絡，則愛情就該是愉悅的！

解愛配方：肉豆蔻＋依蘭＋山雞椒

溫柔的愛－為不擅言詞的自己發聲

在愛情的世界裡，常有人理不清自身所需或只因不擅言詞，就無法為自己準確發聲，然而愛情的道路上，言語所傳遞的不單只是互動需求，更代表了愛的傳遞與溫柔地佈署。

解愛配方：月桂＋乳香＋肉桂

甜蜜的愛－熱戀

甜蜜的愛總不關乎好與壞，熱戀的高溫足以融化所有，這等甜蜜或許如雲似霧，但就愛的本質卻十足真實，本就不需增添條件或原由，愛上了就是愛上了，純粹且真切。

解愛配方：甜橙＋快樂鼠尾草＋香草

踏實的愛－和諧相伴

愛的基礎奠基不在於強弱而在於和諧，兩人相處總有人對於家事拿手、有人對於理財或生涯規劃較能掌握，日常互動就需要彼此相互支持協助，在生活中和諧舒適，愛才屬純粹踏實。

解愛配方：薰衣草＋玫瑰草＋乳香

情趣的愛—性愛溫存

穩健長久的愛需要時刻醞釀，讓愛情溫度保持恆溫，伴侶間日常互動的火花，在於眼眸相望與肢體的相互碰觸，開拓了空間裡的費洛蒙氣息，增添了生活裡的濃情密意。

解愛配方：玫瑰＋玫瑰天竺葵＋黑胡椒

需要勇氣的愛—告白

人生實在短暫，倘若有幸遇上了或愛上了，就得要有足夠的勇氣，鼓足勇氣不單爲了告白，就爲了正視自我內心，好好爲自己發聲，在愛情路途上，雖不盡求圓滿、但只求無憾。

解愛配方：小豆蔻＋茉莉＋黑雲杉

重拾的愛－爲愛加溫

當愛情過了保鮮，激情與熱絡終將平淡失溫，唯有重溫初心，始得還原愛的本心樣貌，讓記憶重拾那每一回曾經的悸動，重新走過屬於彼此的日夜晨昏，爲愛加溫、確認愛情的永恆。

解愛配方：甜橙＋維吉尼亞雪松＋薑

揪心的愛－療癒

走在獨木橋上的愛情儘管驚險刺激，但仍擺脫不了萬分揪心，此時唯有啓動療癒，始得透過心房溫潤，重新燃起生命覺察，拼湊那一塊塊不得不丟失的過往，撫平時空遺留的創傷。

解愛配方：羅馬洋甘菊＋沒藥＋岩玫瑰

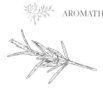

困住的愛－找回自己

愛情裡真沒有人該犧牲奉獻委屈自己，然而人生道路多變，總有難以跳脫牽絆、被囚禁困住的無常，這等綑綁越想掙脫越難以脫身，唯有找回自己、始得鬆綁那幾近窒息的身軀。

解愛配方：沈香醇百里香＋綠薄荷＋檸檬

迷失的愛－釐清

迷失的愛雖讓人忘卻晨昏，也總叫人目眩神迷，在時間洪流裡逐漸忘卻了如何感受愛、醞釀愛、分享愛，甚至忘了當初因何去愛，這等愛只得去釐清，始得吹散陰霾，再現烈日曙光。

解愛配方：佛手柑＋橙花＋苦橙葉

虐心的愛－放手

儘管痛過才知情深義重，然而如果再也無法激起漣漪，甚至相殺相害，這等愛在實質上就不應該續航存在，適時放手、內收心神，才得以滋補修護那在愛情的路途上虐心蒙受的傷害。

解愛配方：香桃木＋銀冷杉＋廣藿香

重生的愛－海闊天空

當愛已經遠離，就撒手讓它隨風散去，透過五指的縫隙去享受陽光燦爛，觸摸生命沿途的絢爛花草，重拾海闊天空的舒適暢快，讓心自在重生、邁步迎向未知的幸福旅程。

解愛配方：檸檬馬鞭草＋甜馬鬱蘭＋廣藿香

life
L
01

解愛芳療（附牌卡書盒珍藏版）

用植物香氛╳脈輪探心解惑
想愛、找愛、困在愛裡的疑難雜症

作　者	鄭雅文 Vivian
插畫	廖增翰
封面設計	劉佳旻
內文排版	劉佳旻
責任編輯	蕭歆儀

出版	境好出版事業有限公司
總編輯	黃文慧
主編	賴秉薇、蕭歆儀、周書宇
行銷總監	祝子慧
會計行政	簡佩鈺
地址	10491 台北市中山區松江路 131-6 號 3 樓
粉絲團	https://www.facebook.com/JinghaoBOOK
電話	(02)2516-6892
傳真	(02)2516-6891

發行	采實文化事業股份有限公司
地址	10457 台北市中山區南京東路二段 95 號 9 樓
電話	(02)2511-9798　傳真：(02)2571-3298
電子信箱	acme@acmebook.com.tw
采實官網	www.acmebook.com.tw

法律顧問	第一國際法律事務所 余淑杏律師

定價	750 元
初版一刷	西元 2021 年 4 月

Printed in Taiwan

國家圖書館出版品預行編目(CIP)資料

解愛芳療（附牌卡書盒珍藏版）：用植物
香氛╳脈輪探心解惑想愛、找愛、困在
愛裡的疑難雜症/鄭雅文 Vivian 著
－初版.－臺北市：境好出版事業有限公司
出版：采實文化事業股份有限公司發行,
2021.04
　　面；　公分.－(life)
ISBN 978-986-06215-3-2（平裝）
1.芳香療法　2.香精油

418.995　　　　　　　　　　　110003467

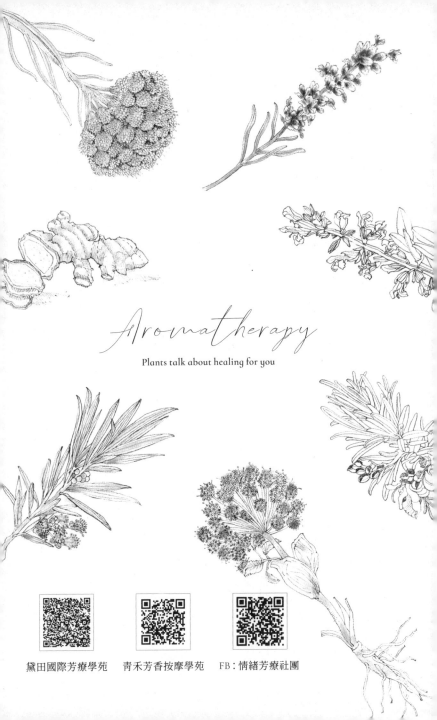

Aromatherapy

Plants talk about healing for you

黛田國際芳療學苑　　青禾芳香按摩學苑　　FB：情緒芳療社團